武当道医传承丛书

医学传心录

[清] 无名氏 刘一仁

钱乐天 郭中原 孙同轩

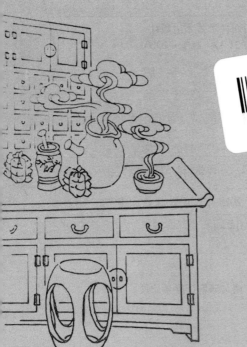

山西出版传媒集团　山西科学技术出版社

图书在版编目（CIP）数据

医学传心录/周劲草，高丽娜整理．—太原：山西科学技术出版社，2015.5（2025.3 重印）

（武当道医传承丛书）

ISBN 978 - 7 - 5377 - 5014 - 1

Ⅰ.①医… Ⅱ.①周…②高… Ⅲ.①中国医药学—中国—清代 Ⅳ.①R2—52

中国版本图书馆 CIP 数据核字（2015）第 050921 号

医学传心录

出 版 人：	阎文凯
整 理 人：	周劲草　高丽娜
责 任 编 辑：	王　璇
封 面 设 计：	岳晓甜

出 版 发 行：山西出版传媒集团·山西科学技术出版社
地址：太原市建设南路 21 号　邮编：030012

编辑部电话：0351 - 4922135

发 行 电 话：0351 - 4922121

经　　　销：各地新华书店

印　　　刷：运城日报印刷厂

网　　　址：www. sxkxjscbs. com

微　　　信：sxkjcbs

开　　　本：890mm×1240mm　1/32　　印张：3.625

字　　　数：67 千字

版　　　次：2015 年 7 月第 1 版　　2025 年 3 月第 21 次印刷

书　　　号：ISBN 978 - 7 - 5377 - 5014 - 1

定　　　价：15.00 元

本社常年法律顾问：王葆柯

如发现印、装质量问题，影响阅读，请与印刷厂联系调换。

前　言

按:此系藏书人告本门弟子以学医之方法,同时也介绍了本书内容和应参考的书籍。从"系属秘本""切不可与人看见"等语,可以看出藏书人对此本之珍视,同时也暴露了封建社会的医界陋习。写在卷首目的在介绍由浅入深的学习方法,而不专在揭露旧社会的医习。

学医之法,切不必先问人。盖人之医学有浅深,学问浅者,固不必言。学问深者,不独少见,即偶有运通,时医盛行之际,酬应纷繁,万不能对人闲谈半语,而且吝教者居多。即遇一肯教之人,再兼相好,而医道深繁,所谓一部大清律,从何处讲起。即告之者,未尝不谆谆,而听之者,究属茫茫,有何益也? 古书其在,不若买来细细先看二三遍,俟胸中精明,然后将不明处摘去求人指点。指点者,亦不过脉之浮沉迟数,必须口诀手授,此外,药性治法,书载甚明,不必屡取人厌。盖书即是好先生,胜如请教人万倍,免取人厌也。即有力之家,延师在堂,亦不过指点而已,仍靠自读自思,以听学者之疑问而自悟,所谓不愤不启,不悱不发也。

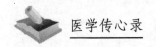

一、先将我寄来抄本传心录一册,共计八十八章,将开首十四章先读熟。

〈用药传心赋〉一篇,读之药性大概便知矣。

〈治病主药诀〉一篇,读之即知每病主药。

〈引经药〉二行,盖百病各有经络,药材众多,非所引药,则众药无所依归,反致生害,譬如同众拜客,无人做引,终不能入其室中,所谓无针不引线也。

〈诊脉传心诀〉,读之则知脉之名体,并轻重、缓急、虚实、外表内里,至于"九道主病"脉一条,人犯此脉,便难治矣,其详在《难经》图注内。

〈诊脉总要〉一条,读之举手按脉,即知其病症矣。

〈诊脉六法〉一条,读之即知各部之脉,应该何如?方为不病,如若不符,即知各部所患何病。

〈三部总看歌〉一条,读之则知三部相同之脉,便知犯何病症矣。

〈发言须当理〉一条,每见初学之人,出门与人诊脉,不知何病,开口便说何病,一说不着,便见人笑,而自绝其路矣,此冒失之过也。

汤头歌要旨五章,共五条,如脉息略明,病状已得,药性初知,而不知古人一定之方,随时加减,是舍绳墨而意裁曲直,弃权衡而手揣轻重,终于错谬。盖古人定方,必先诊脉,知系何脏腑、何经络之病,即应用何经络之药,每方必有君臣佐使以配合，而药味中，一经炮炙，便尔更变原性，或方中之药，各有相犯、相忌、相助，岂可乱用？故必斟酌尽善，始定成方，以为加减，垂示后学，以为准绳。若使药性不熟，不知加减，诊脉而后，举目茫然，不知作何立方也。

〈病因赋〉一章最妙，人犯病症，一经外现，茫然不知其病因何而得，亦不知何脏腑、何经络受伤？倘看脉后，人间因何而得？系何脏腑经络所致？如何答应？即使权为含混，而旁有知医之人，则窃笑矣，更有怒容相对者，尚欲行耶。故此篇一熟，一见便知，最为简明而概括，不独医人，而自己倘觉有病，亦知其何因，庶不为庸医所害耳。

以上自〈用药传心赋〉至〈病因赋〉，不过十四章，数日可熟，以下七十四章，皆以〈病因赋〉内，每一句为题，分病原治法成为一章，其用药汤头，犹恐人不能记忆，将一方各药练成五言绝句，亦甚便易，如能熟知更妙，或不能熟，常常读之，自能入腹。

药有三百余味，此本分寒、热、温、平四种，共计一百四十六味，虽缺半未全，而首面上之药，亦可足用，间有药性不能尽列，而药性之大概已具。

古人精义，为医学大纲，系属秘本，并无坊刻，熟此一本，出而应酬，不知错谬矣，切不可与人看见，致外人抄去，或为人窃取也。

二、再看《图注难经脉诀》一部，计四小薄本。医之一

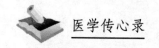
道，必先详知脉理，脏腑经络，五行生克，此书专讲脉络，其中有图、有注解，唯诊脉入式歌、五脏歌、七表、八里、九道、下指诊脉歌，皆七言绝句，读之为妙。其余常读，便顺口入腹，至内中卷三一本，《难经》有细注，可与第一卷《难经图》，两本摊于案上对看自明。

三、再看汪讱庵《本草备要》一部，四五薄本，专讲药性，至后另有汪讱庵先生《医方汤头歌括》一薄本，每一汤头仅四句为一方，而四句之内，有一治病之要，亦医家必须熟读。方共三百有零，分为二十门，亦颇易读，譬如七言绝句，三百首也，至于古方虽多，岂能个个讲明，只就伤寒坏症病内，最难措手之方，选四五个，以参悟其用药之方，则不烦而心得矣。

四、再看汪讱庵所注《医方集解》一部，专载古人陈方，讲明古人因病立方，用药精义，而且分明补益、发表、涌吐、攻里、表里、和解、理气、理血、祛风、祛寒、清暑、利湿、润燥、泻火、除痰、消导、收涩、杀虫、明目、痈疡、经产、救急，共二十二门。凡补益等名目下，各有细注，而各方亦有细注，虽不必读，不可不静心，三复细看也。

至脉之生死，与所现之症候，有相合者，为脉症相合，照汤头加减立方自易。至有脉如此，而所现之症如彼，是为脉症不符，凡脉与症不符者，病多难治。盖究不知所患何症，未便冒昧以投药。或舍脉从症，舍症从脉，必有依据,故此《医方集解》一部,不可不细玩也。

四时之脉,各有不同。男女老弱,亦有不同。如春见冬脉,男见女脉,老见少脉,大不相同,有不病而脉见死,或数年,或数月,或旦夕,俱可断,《难经》内图注最详。

左手脉三部,心、肝、肾为脏,小肠、胆、膀胱为腑,脏属阴、腑属阳,此谓三阴三阳。

右手脉三部,肺、脾、命门为脏,大肠、胃、三焦为腑。

诊脉须将二、三、四指甲剪去,以便诊脉,盖人之指尖最灵,用指尖直督向下,按之则脉中动静虚实,无微不到。若用三指平按脉上,则不得脉中之细微矣。

目　录

诊脉传心诀

诊家之要四般脉，浮沉迟数为之则。浮沉轻重指端详，迟数息中分缓急。浮而无力即为虚，浮而有力便为洪。脉沉而无力是弱，微沉有力是为实。迟而有力滑脉居，迟而无力缓与涩。数而有力为紧弦，数而无力为芤脉。浮迟即是表间虚，沉迟即是里冷极。浮数原来表热真，沉数原来里热炎。此言不出古人书，是我传心之秘识。

按：脉学讲得越详，初学的人越难领会。前人曾说："切脉之事明于书未必明于心，明于心未必明于手。"所谓"胸中了了，指下难明"。本诀以浮沉迟数为纲，浮沉易辨，迟数可数。从浮沉迟数四脉的有力无力，辨出十种脉象，从浮沉二脉的迟数辨出表、里、虚、实、寒、热，用一百廿六字传心。初学借为阶梯，再进窥各家脉学，由约而博，即可达到真懂。

滑脉，只有崔嘉彦指出迟而有力，滑而流利，本节用迟而有力形容传心，使初学颇易领会，举一反三，滑数等脉自能了然于心。

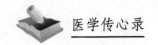

芤脉，诸家皆以浮大中空形容失血脱血、孤阳脱阴之脉象，无言数者。但验之临床，失血脉多数，诸家皆以微数无力为失血之顺脉。盖阴血自伤，不能制火。则阳气升腾，脉数无力，为理之必然。本节用数而无力以传心，不为无理，故存之。

七表主病

浮为风虚芤失血，滑为吐逆实为热，弦为拘急紧为疼，若是洪来多发热。

八里主病

沉寒积痛微冷结，缓主风虚涩少血，迟病冷顽伏积攻，濡弱气血少分别。

九道主病

长为壮热短为食，虚脉心中多恍惚，促缘积聚热相攻，结为阴寒有所积，动为惊悸血崩淋，牢为寒痛木乘脾，代为正气已飘离，细是精枯形瘦极。

按：七表、八里、九道之说，滑寿、戴起宗等非之。认为脉不可以表里定名。但因一般人已习于此，且按其主病论断多准确，故存而不改。

诊脉总要

　　脉中义理极微玄，一诊传心即了然。心与小肠脉洪盛，左关肝胆脉长弦，肺与大肠脉浮短，脾胃安和缓大兼，两尺属肾宜沉濡，此为无病体安然。

　　春脉弦兮夏脉钩，秋脉毛兮冬脉石，顺时为吉逆为凶，指下须详辨生克。

　　左手人迎脉一盛，便是风寒暑湿症，恶寒发热更无殊，四脉四症要审定。浮而无力是伤风，浮而有力伤寒症，浮而虚者暑伤心，浮而缓者湿之病，发散渗利不可差，用药和平保元命。

　　右手气口脉一盛，便是内伤饮食症。内伤劳倦脉浮洪，饮食伤脾脉洪盛。又有七情气所缠，喜散怒弦忧涩认，悲紧思结恐为沉，惊则脉来动不定，平其胃气保安全，实实虚虚能损命。

　　左关脉实肝有余；右关脉涩脾土虚。左关涩兮血不足；右关滑兮食积居。左尺浮芤小便血，右尺浮洪大便结，左尺迟兮阳事衰，右尺数兮相火烈。

　　一息四至号和平，更加一至无大疴，三至为迟一二

3

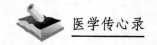

败，两息一至即云殂，六至为数七至极，八脱九死十难活。脉无上下阴阳绝，脉无来去本元枯，动止频频不久矣，直须决绝莫含糊。大凡诊脉要数息，五十不止身无疾，指下欣欣生意多，虽然有病将安逸。

诊脉六法

切脉下指先看心，心脉浮大为正形。浮而有力心经热，热主舌破小便疼。感冒风寒弦又紧，头疼寒热数难平。惊悸怔忡沉细弱。上焦蓄热洪大应。（心脉）

次看肝脉弦又长，总然有病也无妨。忽然浮大风为患，紧带洪兮疟痢当。微涩原来阴血少。数为着怒缓为尫。有余因实知肝火。沉细为虚亦是常。（肝脉）

若逢肾脉沉无病，洪大须知阴火生。男子下元微不足，女人滑利定为妊。弦紧极虚芤下血，痛连腰胁现微沉。五心烦热洪无力。犯着房劳数不宁。（肾脉）

右寸诊之浮短涩，肺家清净病无干。邪气上冲多发嗽，洪大分明仔细看。弦紧必然咽燥破。数时胸府热难安。浮而有力风外感，沉主生痛滑生痰。（肺脉）

脾家性燥宜迟缓，倘逢滑数知伤食。洪大原来胃火炙，弦紧定遭皆疟疾。虚浮泄泻腹膨膨，嗳气吞酸是数热。土不制水肢浮肿，沉细而微见肾脉。（脾脉）

命门相火只宜静，虽然沉细未为病。若逢盛旺反成殃，阴虚盗汗肌消甚。浮洪呕血梦遗精，滑数昏花耳聋症。迟缓多缘下部寒，女子旺时应有孕。（命门脉）

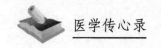

三部总看歌

　　三部俱浮肺脏风，恶寒发热鼻难通。沉迟冷积真元惫。弦数猖狂怒气冲。两手紧兮寒与食。二关缓作痹和瘫。虚濡微涩阴阳竭，洪滑不堪久病逢。

麻衣决死法

　　青气横于正面，唤作行尸。黑气横于耳前，名为夺命。青遮口角，扁鹊难医。黑卷太阳，卢医莫救。白如枯骨，亦主身亡。黑若湿炭，终须寿短。

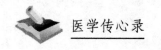

发言须当理

入国问俗，入门问讳，上堂问礼，临病人问所便。如问其为病热，则便于用寒。问其为病寒，则便于用热。问之一法乌容已哉。今世道不古，富贵之家，居奥室之中、帏幔之内，甚则复以帛蒙首，不言所病，令人诊候，若细问因由，便谓医业不精。既不能望形色之神、闻声音之圣，又不能问病之工，只凭三部之巧，以决百病之死生，苟非通明之士，何能若是。故初学之法，大率视已毕，不可便指病名，发言率易。须从脉象说起，广引经书，以为证据，由浅而深，说归病症。然后徐徐问其所苦何物？所思何物？所欲何物？所疑何物？年之少长，形之肥瘦，饮食起居若何？二便通塞若何，所发之始与今之方病。病经几日，曾服过何药。妇人天癸，未行属少阴，既行属厥阴，已绝属太阴。胎产之病从厥阴。妇人、室女病伤寒及伤热，须问经事若何？产后须问恶露有无多少。小儿但见憎寒壮热，须问曾经发斑疹否。凡诸病痛，须问曾跌扑损伤否。此为大法，务要一一详审，却以彼说，校吾所诊，或同或异，以折衷之，则万全之

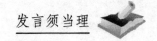

功，庶可收矣。

按：此节可以看出封建社会的陋习，也可以看出中医问诊的精细周密。存此并非告读者以发言之法，盖以此节问诊条条是道，医者不可忽视。形志苦乐，病同而治异。所喜所恶，气味偏殊，所宜所忌，随其禀性则迥然不同。必详述本末，然后可以相体裁方，治之无误。

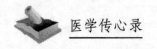

引经药

手足太阳经，藁本羌活行。少阳厥阴地，总用柴胡去。手足阳明经，白芷升麻葛根。肺芷升葱用，脾升白芍应，心经黄连使，肾独加桂灵，分经用此药，愈病即通神。

用药传心赋

用药之妙，如将用兵。兵不在多，独选其能，药不贵繁，唯取其效。要知黄连清心经之客火。黄柏降相火之游行。黄芩泻肺火而最妙，栀子清胃热而如神（炒黑止血）。芒硝通大便之燥结。大黄乃荡涤之将军。犀角解乎心热，牛黄定其胆惊。连翘泻六经之火，菊花明两目之昏。滑石利小便之结滞，石膏泻胃火之炎蒸。山豆根解热毒而治喉痹，桑白皮泻肺邪而利水停。龙胆治肝家之热。瞿麦利膀胱之淋。鳖甲治疟而治癖，龟板补阴而补心。茵陈治黄疸而利水，香薷治霍乱以清襟。柴胡退往来之寒热，前胡治咳嗽之痰升。元参治结毒痈疽，清利咽膈。沙参补阴虚嗽，保定肺经。竹叶、竹茹治虚烦而有效，茅根、藕节止吐衄而多灵。苦参治发狂痈肿，地榆止血痢血崩，车前子利水以止泻，栝楼仁降痰以清襟。秦艽去骨蒸之劳热，丹皮破积血以行经。熟地补血而疗损，生地凉血以清热。白芍药治腹疼——补而攻——而烦热上除，赤芍药通血瘀——散而泻——而小腹可利。麦冬生脉以清心，上而止嗽。天冬消痰而润肺，

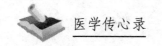

下走肾经。地骨皮治夜热之劳蒸，知母退肾经之火沸。葛根止渴而解肌，泽泻补阴而渗利。兹乃药性之寒，投剂须当酌意。

又闻热药可以温经：麻黄表寒邪之汗，官桂治冷气之侵。木香调气治腹痛，沉香降气治腰疼。丁香止呕，暖胃家之冷。藿香止吐，壮胃脘以温。吴茱萸走小腹疗寒疼。山茱萸壮腰肾以涩精。豆蔻、砂仁理胸中之气食，腹皮、厚朴治腹内之胀膨。白豆蔻开胃口而去滞，元胡索治气血而亦调经。附子回阳，救阴寒之药。干姜治冷，转脏腑以温。草果消溶宿食。槟榔去积推陈。苁蓉壮阳而固本，鹿茸益肾而生精。锁阳子最止精漏，菟丝子偏固天真。没药、乳香散血凝之痛，二丑、巴豆（二味相反）攻便闭之屯。紫苏散风寒，更能下气。川椒退蛔厥，核治喘升。五灵脂治心腹之血痛，大茴香治小肠之气痛。此热药之主治，分佐使与君臣。

论及温药，各称其能。甘草为和中之国老，人参乃补气之元神。葶苈降肺喘而利水，苦甜有别。茯苓补脾虚而利渗，赤白须分。黄芪补卫而止汗，山药益肾而开心。莪术、三棱消积坚之痞块，麦芽、神曲消饮食而宽膨。顺气化痰陈皮可用，宽中快膈枳壳当行。白术健脾而去湿，当归补血以调经。半夏治痰燥胃，枳实去积推陈。川芎治头疼之要药，桃仁破瘀血之佳珍。艾叶安胎而治崩漏，香附顺气而亦调经。杏仁止风寒之嗽，五味敛肺气之升。防风乃诸风之必用，荆芥清头目而疗崩。山楂消肉食之积，细辛止少阴头疼。紫薇花通经而堕胎，酸枣敛心汗而安神。藁本止头疼于巅顶之上，桔梗载药物有舟楫之能。杜仲壮腰膝而补肾，红花甦血晕而通经。兹温药之性气，学者必由是而收循。

既已明于三者，岂不悉举其平。常山使之截疟，阿魏用之消症。防己、木瓜除下焦之湿肿，菖蒲、远志通心腹之神明。壮腰膝莫如虎骨，定惊悸当用茯神。阿胶止嗽而止血，牡蛎涩汗而涩精。羌活散风，除骨节之疼。款冬止咳，降肺火之升。独活、寄生理脚膝之风湿，薄荷、白芷散头额之风疼。木贼、蒺藜退眼睛之浮翳，元明、海粉降痰火之升腾。青皮伐木，紫菀克金。五加皮消肿而活血，天花粉止渴而生津。鼠粘子清咽喉之不利，薏苡仁理脚气之难行。琥珀安神而利水，朱砂镇心而定惊。贝母开心胸之郁，而治结痰。百合理虚劳之嗽，更医蛊毒。升麻提气而散风，牛膝下行而壮骨。利水须用猪苓，燥湿必当苍术。枸杞子明目以生精，鹿角胶补虚而大益。天麻治诸风之掉眩。木通治小便之秘涩。天南星最治风痰，莱菔子偏医面食。此乃药性之提纲，用作传心之秘术。

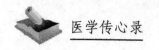

治病主药诀

头疼必须用川芎，不愈各加引经药：太阳羌活少柴胡，阳明白芷还须着，太阴苍术少细辛，厥阴吴茱用无错。巅顶之痛人不同，藁本须用去川芎。肢节之疼用羌活，去风去湿亦其功。小腹痛用青皮治，心下痞黄连枳实从。腹痛须用白芍药，因寒加桂热黄柏。腹中窄狭苍术宜，胀膨厚朴姜制法。腹中实热何所施？大黄芒硝功有力。虚热虚汗用黄芪，肌肤浮热黄芩宜。胁下疼痛往来热，日晡潮热柴胡宜。脾胃受湿身无力，怠惰嗜卧用白术。下焦湿肿兼火邪，知母防（己）龙（胆草）并酒（黄）柏。上焦湿热用黄芩，中焦湿热黄连释。渴用干葛白茯苓，半夏燥脾斯时禁。嗽用五味喘阿胶，枳实黄连治宿食。胸中烦热栀子仁，水泻芍药（茯）苓白术，调气必当用木香。若然气盛又非良，补气必须用人参。肺经有热不相应，痰涎为病须半夏，热加黄芩风南星。胸中寒痰多痞塞，白术陈皮两件增。胃脘痛用草豆蔻，若然挟热（黄）芩（黄）连凑。眼痛黄连当归根，惊悸恍惚用茯神。小便黄时用黄柏，涩者泽泻加之灵。气刺痛时须枳壳，血痛当归上下分。痢疾当归白芍药，疟疾柴胡为之君。滞血桃仁与苏木，滞气青皮与枳壳。枳壳青皮若用多，反泻元气宜改作。凡用纯寒纯热药，必用甘草缓其力。寒热相杂亦用之，调和其性无攻击。唯有中满不食甘，临症还须究端的。

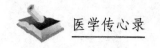

四君子汤加减歌

　　四君（人）参（白）术茯苓（甘）草，补中益气诚如宝。加入陈皮名异功（散），气虚自汗黄芪好。方加橘（皮）半（夏）六君子（汤），健脾和胃无如此。香砂配对食能消，呕吐胃寒丁（香）藿（香）使。十全四物四君兼，芪桂生姜大枣煎，滋血气令脾胃壮，劳伤虚弱最为先。养荣汤与十全同，五味远陈要去芎。倦瘦少颜潮有汗，梦遗龙骨（牡）蛎（莲）须逢。潮热无汗当归（白）芍，半夏柴胡葛粉着。自汗陈（皮黄）芪熟地当（归），牡蛎乌梅酸枣（白）芍。心窝有汗别处无，生地陈（当）归酸枣（仁）扶。麦冬白芍黄连炒，辰砂（乌）梅（大）枣四君（子汤）符。劳倦辛苦身无热，麦（冬五）味陈（皮黄）芪除茯（苓）歇。痞满气壅正气虚，陈（皮当）归木香砂仁列。健忘（黄）芪远（志）木香菖（蒲），龙眼（肉）当归酸枣（仁）良。头疼吐水六君子，（当）归（黄）芪木香与炮姜。气虚短促喘无痰，（人）参橘（红）砂仁苏子添，桑皮当归姜（大）枣化，沉香磨水木香兼。霍乱止后头身痛，口干发热肢虚颤，五味当归柴（胡）白芍，乌梅栀子麦冬陈（皮）。体重酸疼兼嗜卧，口淡恶寒小便数，六君（子汤）加上（白）芍（黄）连（黄）芪，泽泻柴胡羌（活）独活。肥人眩晕六君（子汤）加，（川）芎（当）归（黄）芪桔（梗白）芷天麻。遗浊四君（子汤）加益智（仁），陈（皮黄）芪熟地（当）归升麻。痞满槟榔枳实（黄）连，目赤血壅龙胆（草）添。头疼川芎蔓荆子，泻加（白）芍泽（泻）茯苓煎。汗多（黄）芪（白）术（当）归身好，以后加添俱不少。脑疼藁本细辛加，额疼升麻（白）芷葛（根甘）草。口渴咽干葛（根花）粉寻，有痰贝母最为尊，嗽加五味（子）桑皮是，不寐宜加酸枣仁。食伤食少加神曲，麦芽枳实山楂炒。虚火上炎知（母黄）柏添，玄参加入服之好。内热（黄）芩（黄）连花粉施，下身无力（杜）仲牛膝。脚弱木瓜防己加，身热地黄生用之。惊悸怔忡远（志）茯神，石菖（蒲）柏子（仁）并煎吞。麦冬五味（子）同酸枣（仁），山药山萸总可寻。六君（子汤）远志薏米（当）归，莲肉山楂山药辉。桔（梗黄）连扁豆（黄）芪神曲，壮健元阳助脾胃。阴虚劳嗽去（人）参煎，小便如常白（茯）苓嫌。饮食恶餐宜服吐，内伤劳役效通仙。脾为后天之本，又为万物之母，方之加减，多利于脾也。

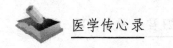

四物汤加减歌

四物芎归芍地黄，女科诸症最为良，调经养血医虚损，胎产无如用此方。参术茯甘号八珍，气虚血弱称功捷，十全加入桂黄芪，大补真元与血虚。弱加参苏（饮）号补心，心虚血少梦中惊，产后感寒宜服此，不须加减妙如神。晡时发热本阴虚，方加知柏可全除。骨蒸劳热柴（胡黄）芪鳖（甲），知母仍须地骨皮。妇人经水适然来，似疟原汤对小柴。妊娠月水时时下，胶艾添之止漏胎。经水过期为血少，倍加熟地酒黄芩。经因气阻先为疼，香附莪（术三）棱复自行。月经紫黑及先期，方入（黄）芩（黄）连共丹皮。小腹瘀经兜寒痛，桃仁乌（药香）附莫迟疑。瘦妇血枯经水闭，桃仁增入本方治。肥人色淡属痰瘀，配合二陈（汤）为一剂。经水行来太去多，柴（胡黄）芩（黄）连（黄）柏可同科，尤加荆芥（炒黑）升（麻）羌（活）独（活），升提其气自安和。方加（人）参（白）术能安胎，胎痛砂（仁紫）苏郁自开。腹大异常胎水病，心胸气逆如鼓硬，鲤鱼汤煎术茯苓，减地芎加姜橘应。胎气不安胸膈胀，枳壳砂

（仁紫）苏即宣畅。胎妇心烦称子烦，腹（皮）甘（草）栀（子黄）柏添为上。（川）芎（当）归二味佛手散，坐草临煎可保生，若是产难生不下，草霜白芷一同行。姜炭善治产后热，辛甘大能补心血，汗多方内减川芎，急服（人）参（黄）芪防风捷。产后血迷成血晕，去多恶露精神困，泽兰（川）芎（人）参（当）归（荆）芥甘（草），散号清魂定血晕。黑神（散）减（川）芎入（官）桂（黑）姜，炙甘（草）炒（黑）豆生蒲黄，净露下胞除腹痛，酒煎童便效非常。产后如何恶露少，若无别病精神好，忽然寒热腹中痛，选用黑神（散）真个巧。产后须当四物汤，大凡初产备焦姜，产后用（白）芍伤生气，腻膈犹嫌熟地黄。肠滑地（黄当）归皆可忌，汗多须将川芎去。血虚腹痛（白）芍还加，加减四物（汤）深藏秘。

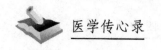

二陈汤加减歌

二陈橘半茯苓草，清气化痰为至宝。膈上不宽加枳（实）桔（梗），火旺生痰（黄）芩（黄）连好。（人）参（白）术加名六君子（汤），健脾和胃无如此。中脘寒痰去了（人）参，香（附）砂（仁）炒用皆能止。饮食过飧不克消，麦（芽神）曲山楂厚朴调，再加枳实黄芩炒，何愁体弱胃脾娇。咳嗽生痰分寒热，热即（黄）芩（黄）连并枳（壳）桔（梗）。寒痰枳（壳）砂（仁）配原方，化气胸中痰自灭。风寒外感嗽何辜，二陈（汤）枳（壳）桔（梗）与前胡。苏（梗、叶）葛（根）杏（仁）桑（皮）能清肺，木香调气号参苏（饮）。二陈半夏性本燥，血虚发渴皆不要；四物汤中不必加，贝母代之专夺效。又有风痰疾病生，天麻白附（子）皂（角子）南星。湿痰在胃身多软，二术仍须配二陈（汤）。火郁胸中老痰结，滞在喉中咯不绝；栝楼香附桔（梗黄）连（枳）壳，少佐元明（粉）痰自灭。痰在经络及四肢，姜汁还将竹沥施。胁间白芥（子）痰自除，脾胃有痰须枳实。温胆汤加竹茹（枳）实，宁神豁痰为第一。若加枳实共南星，汤号导痰能利膈。去（甘）草陈皮七气汤，加添（紫）苏（厚）朴与（大）枣（生）姜，散郁消痰兼理气，妊娠恶阻用之良。呕血皆因胃火炽，脉来洪数呕连绵；急用二陈汤加枳实，竹茹姜汁炒黄连。若还药石难吞下，槟榔少许木香煎。五六日来呕不休，心中腹闷手难揉；多加枳（实）（厚）朴（黄）芩（黄）连（白）芍，便秘（芒）硝（大）黄一服瘳。嘈杂嗳气一般看，胸中积热与停痰，石膏香附并（南）星藿（香），二陈（汤）加减有何难。闷胀吞酸与吐酸，本方加入炒莄连。水停心下名为饮，枳（实）茯（苓）猪苓利二便。此是二陈（汤）加减方，休将浪与及轻传。

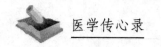

小柴胡汤加减歌

柴胡半夏（人）参（黄）芩（甘）草，少阳经病诚为宝，往来寒热日晡时，呕而胁痛用之好。本经合病在阳明，口渴而烦干呕频，目痛鼻干眠不得，葛根知（母白）芍炒黄芩。心中痞满热犹盛，枳（实）桔（梗）加之有神应。若还痞满不能宽，小陷胸汤可兼并。汗少唇焦口干渴，饮水无休倚（黄）连（干）葛，若还不解却如何？竹茹石膏加一撮。汗后浑身壮热烦，妄言干呕更呻吟，黄连解毒（汤）同煎食，一服顷刻即太平。烦渴泻利热又增，却用原方配四苓（散），若是发黄小便赤，（黄）芩（黄）连知（母黄）柏再加增。大便硬兮口渴涸，黄连厚朴栝楼（枳）壳；若还便结不通时，大柴胡汤用无错。身热恶风口不干，本方须合桂枝汤。若是唇焦烦渴甚，可将白虎（汤）配原方。胸烦不呕减（半）夏（人）参，本方倍入栝楼仁。渴除半夏加知（母花）粉，腹痛加（白）芍去黄芩。胁热腹痛（黄）连（白）芍炒，痰多贝母栝楼保。呕加姜汁竹沥陈（皮），咳嗽须加五味好。胁下硬痛加青（皮牡）蛎，茯（苓）主溺难心下悸。痞而胸胁胀满时，（牡）蛎及干姜书家秘。胸满而咳去（人）参（大）枣，须加五味（子）干姜好。津虚发热多饮水，麦（冬五）味（子）加之（人）参去了。胃虚不实大便溏，芍药猪苓两物帮。遗精不固阴虚弱，牡蛎还添知（母黄）柏良。潮热不渴欲近衣，减却人参用桂枝。春温发热嗽而渴，五味（子）栝楼去半（夏）宜。温病恶热不恶寒，柴（胡人）参去了茯苓攒。桂枝葛（根白）芍升麻（大）枣，咽疼还须甘（草）桔（梗）尝。过经胸胁满呕潮，柴胡汤内加芒硝。温疟渴烦兼恶热，白虎（汤小）柴胡（汤）二方调。伤寒日久为过经，表里俱无用此行，若是邪多元气弱，重加麦（冬五）味及人参。痉后又因劳食复，壮热心悸痰气促，还须温胆（汤）配原方，急服令人愈最速。发热昼安而夜剧，名为邪热入血室，牡丹（皮）生地（黄）柏（黄）连栀（子），知母当归还可给。若还昼剧而夜安，知母（黄）连栀（子）地骨（皮）看。日夜潮热俱不退，方加四物（汤）共栀（子黄）连。汗后津枯二便秘，除却半夏加生地，（黄）芩（白）术陈（皮当）归（白）芍麦冬，若还燥甚烦他治。主方何以柴（胡黄）芩列？味苦以发转邪热，止呕除痰半夏宜，性能下气味辛烈，表不足兮缓以甘，人参甘草缓中央，调和营卫须姜枣，和解无如用此良。

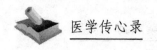

平胃散加减歌

　　平胃陈（皮）苍（术）厚（朴甘）草寻，健脾燥湿用调停，胸前饱闷如伤食，嘈杂吞酸总可行。饮食失节脾胃伤，香（附）砂（仁）枳实木香帮，食积麦芽神曲炒，内积山楂草果良。生冷瓜果如停滞，更入干姜青皮是。酒伤（黄）连葛（花）乌梅加，呕吐丁（香乌）梅藿（香）半（夏）记。热积停兮便不通，槟榔枳实大黄攻。若还冷积难消化，（干）姜（肉）桂莪（术三）棱巴豆供。湿热相蒸口作酸，香（附）砂（仁）还要炒黄连，吴萸栀（子）枳（实）同煎入，嘈杂须加（川）芎（白）芍餐。异乡水土不相宜，加入香（附）砂（仁）藿（香）半（夏）奇，吐泻更添（茯）苓（白）术好，炒苡（仁）山药及乌梅。泄泻如逢谷不化，五苓配合真无价。食停倒饱是脾虚，异功更入香砂下。霍乱吐泻用何方？去苍（术）换白（术）二陈襄，腹皮紫苏藿香（白）芷，生姜大枣水煎尝。转筋再用木瓜帮，腹痛还宜（白）芍木香，冷痛干姜加肉桂，痞满青皮枳实良。不吐不泻干霍乱，本方加入香（附）砂（仁）拌，木香枳

（壳肉）桂藿（香干）姜（紫）苏，腹中硬痛槟（榔）（山）楂验。胃寒呕吐入丁香，肉桂干姜用最良，虚汗唇青四肢冷，去陈加附（子）及茴香。

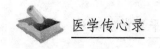

病因赋

　　夫百病之生也，各有其因，因有所感，则显其症。症者病之标，因者病之本，故《内经》有曰："知标本者，万举万当。未知标本，是谓妄行。"

　　盖百病皆生于六气，诸症莫逃乎四因。伤寒症传变六经，必须熟认。瘟疫病感冒四气，务要先明。内伤脾胃者，辨有余与不足。外感热病者，知夏热与春温。卒中风因有四端，治分三中。破伤风原有三种，治别三经。中暑有动静之异，受湿有内外之分。火有七说，痰有十因，气有九论，郁有六名。疟犯暑风，更兼痰食。痢因湿热，及受积停。呕吐者，胃气逆而不下。泄泻者，脾气伤而不平。霍乱，脾寒伤食所致。痞满，脾倦积湿而成。呃逆者，胃气之不顺。咳嗽者，肺气之不清。嗳气，皆由于痰火，咽酸尽为乎食停。中满臌胀者，脾虚不运。噎膈反胃者，气食相凝。喘急有虚有实。痉症有阴有阳。五积六聚，总是气凝其痰血。五劳六极，皆是火烁乎天真。吐血出于胃腑，衄血本乎肺经。痰涎血，属于脾脏。咯唾血，属于肾经。牙宣者，阳明之热极。舌衄者，少阴之火生。腹中窄狭，而痰火各别。胸中烦热，而虚实可分。惊悸，痰迷恐惧所致；健忘，血少忧郁而成。癫狂者，分心肝之热极。痫症者，寻痰火之重轻。便浊有赤白之异，汗出有自、盗之名。九种心疼，痛在胃脘。七般疝气，病在厥阴。胁痛有两边之别，头风有左右之分。腰痛肾虚而或闪挫，腹痛寒气而或食停。痿症不足与湿热，痹症寒湿与风乘。四种遗精，心肾不能既济。五般黄疸，湿热熏蒸而成。眩晕者无痰不作，消渴者无火不生。不寐者，痰火旺而血少。多睡者，脾胃倦而神昏。大便秘乃血液燥结，小便闭乃气滞不行。痔疾、肠风湿热所致，发斑、瘾疹风热所成。耳聋者肾虚之故，目疾者肝火之因。齿疼乃胃热虫蛀，喉痹乃火动痰生。鼻塞者肺气之不利，口疮者脾火之游行。女人经水不调，皆是气逆。寡妇心烦潮热，多是郁生。带下砂淋，由于湿热。血山崩漏，为损任冲。胎孕不安，治有二理。产后发热，原有七因。兹有七十四种之病，略举共概而赋云。欲知其备，后论详明。看方犹看律，用药如用兵，机无轻发，学贵专精。

百病皆生于六气

六气者，风、热、湿、火、燥、寒也。《原病式》云：诸暴强直、支痛、软戾、里急，筋缩，皆属于风，

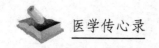

足厥阴风木,乃肝胆之气也。

诸病喘、呕,吐酸、暴注、下迫、转筋、小便浑浊、腹胀大鼓之如鼓、痈疽疡疹、瘤气结核、吐下霍乱、瞀郁、肿胀、鼻窒鼽衄、血溢、血泄、淋秘、身热恶寒、战慄、惊惑、悲笑谵妄、衄蔑、血污,皆属于热,少阴君火,乃真心小肠之气也。

诸痓强直、积饮、痞膈中满、霍乱吐下,体重胕肿肉如泥,按之不起,皆属于湿,足太阴湿土,乃脾胃之气也。

诸热瞀瘛、暴瘖、冒昧、躁扰、狂越、骂詈惊骇、胕肿疼酸、气逆冲上、禁慄如丧神守、嚏、呕、疮疡、喉痹、耳鸣及聋、呕涌溢食不下、目昧不明、暴注、瞤瘈、暴病暴死,皆属于火,手少阳相火之热,乃心包络三焦之气也。

诸涩枯涸、干劲皴揭,皆属于燥。手阳明燥金,乃肺与大肠之气也。

诸病上下所出,水液澄彻清冷、癥瘕、癫疝、坚痞、腹满急痛、下利清白、食已不饥、吐利腥秽、屈伸不便,厥逆禁固,皆属于寒,足太阳寒水,乃肾与膀胱之气也。

一仁刘氏曰:风有风寒、风热。风寒者,发散祛风,则风自解。风热者,疏散热郁,则风自平。热有虚热、实热、热郁。虚热者补之，实热者泄之，郁热者散之。湿有寒湿、风湿、湿热、湿气。寒湿者热药燥之，风湿者风药胜之，湿热者寒药清利之，湿气者气药通畅之。寒有内寒、外寒、虚寒，内寒者温中为急，外寒者发表为先，虚寒者壮阳兼固本。燥有热燥、寒燥、风燥，热燥者清热，寒燥者温经，风燥者祛风，亦必以养血润燥之药为君。

诸症莫逃乎四因

四因者，气、血、痰、食也。丹溪治病：用四君子汤以治气，四物汤以治血，二陈汤以治痰，平胃散以治食，多用此四方为主，更参以郁法治之，故药不繁，而多中于病。

伤寒症传变六经必须熟认

霜降以后春分前，伤寒即病六经传，传过六经当自愈，请观《素问》不虚言。若然两虚伤寒症，一日两经表里病，水浆不入，不知人，六日之间当殒命。是故伤寒不服药，待过七日无差错，七日之中一剂差，变成坏症终耽搁。阳盛格阴须细察，阴盛格阳必须研，表里阴阳明的确，汗、温、吐、下用无偏。

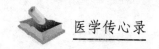

太阳经证用药诀

太阳经证恶寒先，身热头疼脊痛连。有汗伤风脉浮缓，无汗伤寒脉紧弦。无汗麻黄汤可汗，汗多宜以桂枝煎，时药香苏加减用，对经中病即时痊。初病原来是太阳，即宜发表便安康，若然误用阳明药，引入肌中热不凉。

阳明经证用药诀

阳明经证热如汤，不恶寒兮减去裳，目痛鼻干眠不得，脉浮洪滑数而长，法用解肌微取汗，升麻葛根汤最为良。太阳传症到阳明，剂用升麻病即轻，若犯小柴胡一剂，邪即传入少阳经。

少阳经证用药诀

少阳寒热往来更，口燥咽干胸胁疼，干呕脉弦兼重听，小柴和解即安宁。阳明传入少阳经，一剂柴胡热便清；若用麻黄重发汗，变为蓄血反蒸蒸。少阳经证未全除，若用将军下即虚，痞气结胸从此致，请君临症莫含糊。

太阴经证用药诀

太阴经证当恶热，脉沉有力来无歇，舌苔气急烦躁增，白虎投之休胆怯。太阴恶热烦躁并，口干舌苔心下闷。二便自利病居中，黄连泻心汤最应。太阴恶热多口渴，烦躁腹满大便数，黄芩芍药两相须，更加甘草和中药。太阴经证身恶热，更兼腹痛将危绝，腹部连朝结不通，桂枝大黄汤最捷。太阴经证表尚热，内有烦躁便且结。腹中满闷舌中苔，大柴胡汤登时捷。

少阴经证用药诀

少阴经证身体凉，恶热烦躁手足扬，口渴舌苔腹满硬，大小便秘语言狂。或为下利纯清水，此皆邪热胃中藏。法用苦寒攻下剂，急投三味小承汤。

厥阴经证用药诀

厥阴经证身厥冷，烦躁去衣腹满硬，舌卷囊缩气上冲，发狂谵语将殒命。寄语医家不用忙，要知生死脉中详。生脉来时沉有力，大承急下即安康；死脉来时微且乱，若然投剂即乖张。

三阴厥逆之症，实非真寒，乃假寒也。外虽厥冷，内有实热。《内经》云："亢则害，承乃制。"热极反兼寒化，阳盛格阴，热深厥亦深也。表虽厥冷，非比太阳恶寒之症。如初病太阳，后次第传至三阴，必先扬手掷足、揭去衣被、狂乱不宁、大小便秘结，复至沉静厥逆。

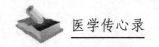

医家至此，不可不察病情。误投热药，杀人不远。

直中三阴真寒证用药诀

元气衰微邪易侵，寒邪直中入三阴。三阴经证须分治，慎勿模糊不用心。

太阴直中恶寒时，脉息沉迟弦滑微，肚腹疼来兼吐泻，理中一盏急须施。太阴直中身恶寒，更兼发热泻难安，头疼体痛并腹痛，桂枝参术炒姜甘。太阴直中脉沉微，四肢厥逆痛如笞，面色凄凄神不足，大小便利四逆宜。

少阴直中体恶寒，发热头疼面色苍，身如被杖且无汗，麻黄附子细辛汤。此症分明似太阳，如何又作少阴详？只因脉息沉迟涩，故与温经发表汤。少阴直中恶寒风，身热头疼体痛凶，口不渴兮身有汗，桂枝附子甘草从。此症如何作少阴？脉沉微弱恶寒深，外虽有热非真热，阴盛格阳当记心。

直中厥阴身厥冷，小腹疼痛连阴茎，脉息沉迟弦且微，当归四逆汤宜审。

直中三阴寒证，恶寒身不热、色青、不渴、大小便自利、其脉沉迟，人皆可知。如或反常，实难知也。如身热面赤，大小便自利，口干，医家至此，但当察其脉势虽大，来意虚豁力薄；不渴，或沉迟弦滑而微，形气有不足之象，俱为寒症。或服凉药太过，身热不退亦然，此非真热，乃假热也。盖因寒邪太盛，逼出虚火，游行于外。《内经》云阴盛格阳，若不用心审察而用苦寒之剂，决死无疑。大抵伤寒症，阳证见阴脉死，阴证见阳脉生。盖伤寒之邪，乃外来之邪，必得元气相敌。元气属阳，故见阳脉而生。见阴脉而死，元气绝也。阳者脉大而有力不乱，阴者脉小而虚微至乱。

调治伤寒之法，须先识症，察得阴阳、表里、寒热、虚实，亲切复审，汗、吐、下、温、和解之法治之，庶无差错。先观两目，或赤或黄，次看口舌有无苔状，后以手按其心胸至小腹有无痛满，再问其所苦、所欲、饮食起居、大小便通利若何？并服过何药？曾经汗下否？务使一一明白。脉症相对，然后用药，庶几无差。若有一毫疑惑，不敢强治。故君子不强其所能。如见利妄动，视人命如蝼蚁，非君子之用心也。

——看伤寒先观两目，或赤或黄。赤为阳毒，六脉洪大有力，燥渴者，轻则三黄石膏汤，重则大承气汤。

——再看口舌有无苔状，舌白色者，邪未入里，属半表半里，宜小柴胡汤和解。舌上黄苔者，胃腑有邪热，宜调胃承气汤下之。大便燥实、脉沉有力而大渴者，方可下。舌上黑苔生芒刺者，是肾水克于心火也，十有九死，急用大承气汤下之，此邪热已极也。

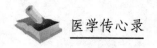

凡伤寒舌苔厚燥，用井水浸青布片子，于舌上洗净后，用生姜片子时时浸水刮之，其苔自退。

——次以手按其心胸至小腹有无痛处：

（1）若按心下硬痛，手不可近，燥渴谵语，大便实，脉沉实有力，为结胸证，急用大陷胸汤加枳壳、桔梗下之。

（2）若病人自觉心胸满闷，按之而不痛者，为痞满也，宜泻心汤加枳壳、桔梗，其效如神。

（3）若按之小腹硬痛，当问其小便通利否？如小水自利、大便黑，兼或身黄、谵语、燥渴、脉沉实者，则知蓄血在下焦，宜桃仁承气汤，下尽黑物则愈。

（4）若按之小腹胀满不硬痛，小便不利，则知津液留结，即溺涩也。宜五苓散加木通、栀子利之，亦不可太利，恐耗竭津液也。

——凡治伤寒，若烦渴欲饮水者，因内水消竭，欲得外水自救。大渴欲饮一升，仅可予一碗，宁令不足，不可太过。若恣饮过量，使水停心下，则为水结胸；若水射于肺，为喘、为咳；留于胃，为噎、为哕；溢于皮肤，为肿；蓄于下焦，为癃；渗于肠间，则为利下；皆饮水多之过也。不可不与，又不可强与，与之常令不足为宜。

——凡治伤寒，若经十余日以上，尚有表证宜汗者，以羌活冲和汤微汗之。十余日，若有里证宜下者，以大柴胡汤下之。盖伤寒过经，正气多虚，恐麻黄、承气太峻。误用麻黄，令人亡阳；误用承气，令人不禁。若表证尚未除，而里证又急，不得不下者，只可用大柴胡汤通表里而缓治之。又，老弱及气血两虚之人有下证者，亦用大柴胡汤下之，不伤元气。如其年富力盛者，不在此例，从病制宜。

——若先起头疼，发热恶寒，以后传里，头疼恶寒皆除，而反怕热，发渴谵语，或潮热自汗，大便不通；或揭去衣被，扬手掷足；或发斑黄狂乱；此为阳经自表传入阴经之热证，俱当攻里之药下之。设或当下失下而变症出，手足乍冷乍温者，因阳极发厥，即阳证似阴，名曰阳厥，外虽厥冷，内有热邪，以承气汤下之。又有失于汗下，或本阳证误投热药，使热毒深入，阳气独盛，阴气暴绝，登高而歌，弃衣而走，詈骂叫喊，燥渴欲死，面赤眼红，身发斑黄，或下利纯清水，或下利黄赤，六脉洪大，名阳毒发斑证，轻则消斑青黛饮，重则三黄石膏汤去麻黄、豆豉，加大黄、芒硝下之。令阴气复而大汗解矣。

——病初起无头疼，无身热，就便怕寒，四肢厥冷，腹疼吐泻，引衣蜷卧，不渴，或战栗，面如刀刮，口吐涎沫，脉沉细无力，此为寒邪直中阴经，即真寒证。不

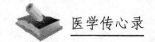

从阳经传来，当用热药温之。如寒极，手足厥冷过肘膝者，因寒极发厥，谓之阴厥。宜四逆汤温之。

——凡腹满腹疼，皆是阴证，只有微甚不同，难以一概施治。腹疼不大便，桂枝加芍药汤；腹痛甚者，桂枝大黄汤。若自利腹疼，小便清白，当温之，理中汤、四逆汤。看微甚用药，轻者五积散，重者四逆汤。

——又有初起外感寒邪、内伤生冷，内既伏阴，内外皆寒。或本真阴，误投凉药，阴气独盛，阳气暴绝，以致病起，即手足厥冷、腰背强重、头疼眼眶疼、呕吐烦闷、下利腹痛、身如被杖，六脉沉细、渴不思饮；以后毒气渐深，入腹攻心，咽喉不利，腹痛转甚，心下胀满、结硬如石，燥渴欲死，冷汗不止，或时郑声，指甲青黑，此名阴毒症，速灸关元、气海二三十壮（关元穴在脐下三寸，气海穴在脐下一寸五分）。或葱熨脐中，内服回阳救急汤，令阳气复而大汗解矣。

——伤寒发狂奔走，人难制伏，宜于病人室中生火一盆，将好醋一大碗浇于火上，令病人闻之即安。

——伤寒鼻衄不止，用水纸搭于顶门，再用栀子炒黑为细末，吹入鼻内，其血即止。然成流久不止者，方可用此方。如点滴不成流者，邪在经未除，不可用此法。

——伤寒与伤暑俱有发热，当明辨之。盖寒伤形，暑伤气。伤寒则恶寒而脉紧，伤暑则恶热而脉虚。以此为异。

——凡入瘟疫之家，以麻油涂鼻孔中，则不相传染。既出以纸拈探鼻深入，令嚏之为佳。又方以雄黄、苍术为细末，香油调敷鼻内。或单用雄黄末，水调涂鼻内，虽与病人同卧，亦不传染。

麻黄汤

麻黄汤桂枝，杏仁甘草施，伤寒无汗症，发表不宜迟。

桂枝汤

桂枝汤芍药，枣姜甘草着，发敞卫间邪，伤寒自汗却。

香苏饮

香苏饮紫苏，香附宜多用，陈皮共甘草，表里尽和平。

葛根汤

葛根汤芍药，甘桂麻黄加，太阳合阳明，无汗应须发。

升麻葛根汤

升麻葛根汤，芍药甘草帮，阳明身发热，一服即平康。

白虎汤

白虎汤石膏，知甘粳米熬，渴烦并气急，脉实正相招。

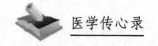

黄连泻心汤

黄连泻心汤，一味五钱煎，灯心二十条，烦热即平安。

黄芩汤

黄芩汤芍药，甘草须共着，大枣用二枚，热服有奇效。

桂枝加大黄汤

桂枝大黄汤，芍草枣姜煎，太阴腹满疼，便秘用之安。

大柴胡汤

大柴胡半芩，芍药安脾经，大黄共枳实，一解一通行。

小承气汤

小承气大黄，厚朴枳实襄，便硬胸痞满，微下即安康。

大承气汤

大承气硝黄，枳朴四般安，痞满燥实症，潮热尽能痊。

理中汤

理中汤白术，参姜甘草炙，吐泻腹中疼，脉沉寒气疾。

桂枝人参汤

桂枝人参甘，白术干姜兼，中寒身发热，腹痛泻能痊。

四逆汤

四逆汤附子，炮姜甘草炙，寒症脉沉微，助起三阳炽。

麻黄附子细辛汤

麻附细辛汤，寒中少阴方，脉沉身发热，怕冷面色苍。

桂枝附子汤

桂枝附子汤，炙草三味强，少阴头体疼，姜枣是良方。

黄芪建中汤

黄芪建中汤，止汗是良方，桂枝甘草芍药，姜枣及饴糖。

小半夏加茯苓汤

半夏茯苓汤，生姜捣汁良，水停心下症，一服即安康。

附子泻心汤

附子泻心汤，芩连与大黄，恶寒汗不止，心下痞相当。

小陷胸汤

小陷胸黄连，栝楼半夏煎，结胸扪摸疼，除热去

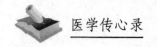

痰涎。

大陷胸汤

大陷胸甘遂，硝黄俱下坠，大结痛难禁，服此登时退。

黄连解毒汤

黄连解毒汤，栀芩柏四良，大黄除热毒，便血厥阴狂。

化斑汤

发斑烦躁渴，宜用化斑汤，白虎汤犀角，元参合一方。

茵陈蒿汤

伤寒身发黄，茵陈蒿最良，大黄栀子共，通利即安康。

桃仁承气汤

桃仁承气汤，蓄血症如狂，桂枝同甘草，芒硝与大黄。

枳实栀子汤

栀子豆豉汤，枳实三味强，能医劳复热，其实是仙方。

温胆汤

温胆汤二陈，竹茹枳实增，病后不能睡，虚烦即安宁。

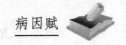

当归四逆汤

当归　通草　甘草　桂枝　芍药　细辛　大枣　内有久寒加生姜、吴茱萸。

三黄石膏汤

黄芩　黄柏　黄连　栀子　麻黄　豆豉　石膏。

五苓散

白术　泽泻　猪苓　茯苓　桂枝

消斑青黛饮

青黛　栀子　黄连　犀角　知母　元参　生地　石膏　柴胡　人参　甘草　姜枣

回阳急救汤

回阳急救用六君，桂附干姜五味群，加麝三厘或胆汁，三阴寒厥见奇勋。

羌活冲和汤即九味羌活汤见下文。

桂枝加芍药汤即桂枝汤重用芍药。

瘟疫病感冒四气务要先明

丹溪曰：春应温而反寒，夏应热而反凉，秋应凉而反热，冬应寒而反温，此非其时而有其气。是以一岁之中，长幼之病，皆相似者，名曰瘟疫病也。其病初，憎寒壮热、头疼身痛、口渴、不恶风寒，治以人参败毒散表之、小柴胡汤和解之；里症见者，以大柴胡汤下之。

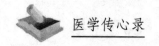

人参败毒散

败毒散（人）参（茯）苓，前（胡）羌（活）柴（胡）独（活）增，桔（梗川）芎甘（草）枳壳，薄荷生姜应。

九味羌活汤

九味羌活汤，（川）芎（细）辛（白）芷（甘）草防（风），苍（术黄）芩生地入，温热病相当。

芩连消毒散

芩连消毒散，甘（草）桔（梗）射（干川）芎防（风），（连）翘柴（胡）荆（芥白）芷（枳）壳，咽痛大头方。

冰解散

冰解散最良，汗下兼行方，桂心甘（草）白芍，（黄）芩麻（黄）共大黄。

内伤脾胃者辨有余与不足

东垣曰："饮食不节则胃病，胃病则气短精神少。胃虚则火邪乘之而生大热，有时而显火上行，独燎其面。《黄帝针经》云：'面热者，足阳明病。'胃既病则脾无所禀受……故亦从而病焉。形体劳役则脾病，病脾则怠惰嗜卧、四肢不收、大便泄泻。脾既病则胃不能独行津液，故亦从而病焉。大抵脾胃虚弱，阳气不能生长，是春夏之令不行，五藏之气不生。脾病则下流乘肾，土克水则骨乏无力，是为骨痿，令人骨髓空虚，足不能履地。是阴气重迭，此阴盛阳虚之症。"治宜升浮而助阳也，补中益气汤。

内伤脾胃：有饥饿损伤，有饮食过伤，有服峻剂之药以致内伤，种种不同，治法亦异。

补中益气汤

补中益气汤，（人）参（黄）芪甘（草白）术当（归），升（麻）柴（胡）陈（皮）八味，不足症堪尝。

加味平胃散

平胃散（神）曲（麦）芽，苍（术厚）朴陈（皮甘）草（木）香，山楂并草果，一服即宽肠。

葛花解醒汤

解醒汤茯苓，青（皮干）姜白术陈（皮），（木）香砂（仁人）参（神）曲（豆）蔻，泽泻葛（花）猪苓。

外感热病者知夏热与春温

发热之病，今人谓之四时伤寒，绝不知其出入之理。夫冬时伤寒，乃寒邪自外而入，故用麻黄、桂枝发汗之重剂。春夏发热之症，其由冬时感寒，偶不及发，寒毒藏于肌肤之间，至春变为温病，至夏变为热病，其邪自内而出，故用羌活、前胡解表之轻剂。若夫春、夏、秋

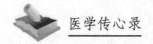

三时之间，感冒非时暴寒，又宜疏表利气之剂，如香苏饮、参苏饮、十神汤之类。

十神汤

十神汤葛根，（川）芎（白）芷（赤）芍（紫）苏陈（皮），麻（黄）升（麻）香附（炙甘）草，感冒与时行。

参苏饮

参苏饮二陈，枳（壳）桔（梗）葛（根）前（胡木）香，四时痰嗽药，无汗用之良。

香苏饮见37页

按：伤寒与温热病的基本区别，在于有无内热潜伏。伤寒系单为寒邪所伤，邪自外而渐次及内。故初起恶寒重而发热轻，口皆不渴，绝无内热之象。治宜辛温解表，使邪从汗解而愈。温病系热邪潜伏，蕴蓄已久，每兼外感之诱因而发。初起即发热，或微有恶寒，多数口渴，湿热并重者，口虽不渴，但思食凉物，甚则脉数舌绛，必有一派内热之象。治宜辛凉解表或辛凉透邪，大忌辛温之品。本篇方剂未出辛温范畴，羌活、前胡等品，并不适用于温热病，读者应参考《时病论》《温病条辨》《温热经纬》等书，作进一步的探讨。

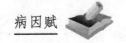

卒中风因有四端治分三中

《千金方》载中风大法有四：一曰偏枯，谓半身不遂也；一曰风痱，谓身无痛，四肢不收也；一曰风懿，谓奄忽不知人也；一曰风痹，类风状也。刘河间曰：中风瘫痪者……非外中于风，良由将息失宜，心火暴盛，肾水虚衰不能制之，则阴虚阳实，而热气拂郁，心神昏冒，筋骨不用而猝倒无所知也。东垣曰：中风非外来风邪，乃本气自病。凡人年逾四旬气衰之际，或因忧、喜、忿、怒伤其气者，多有此疾，壮岁之时无有也。若肥盛者则间而有之，亦是形盛气衰而如此耳。丹溪曰：东南气温，而地多湿，有风病者，非风也，皆湿生痰，痰生热，热生风也。《发明》论曰：中风之症，有中腑、中脏、中血脉之分。中腑者多着四肢，面如土色，脉浮而恶风寒，四肢拘急不仁，或中身之前，或中身之后，或中身之侧，皆曰中腑，其治多易。中脏者多滞九窍，或唇缓、失音、耳聋、鼻塞、目瞀、大小便秘结，皆曰中脏，其治多难。中血脉者口眼㖞斜。三者治各不同。若中血脉，而外有六经之形症，则从小续命汤以发其表，调以通圣散辛凉之剂。若中腑而内有便溺之阻隔，则从三化汤以攻其里。然汗、下，又不可太过，汗多则亡阳，下多则亡阴，亡阳则损其卫，亡阴则损其营，此又不可不慎也。如外无六经之形症，内无便溺之阻隔，但手足不遂、语言謇涩，此邪中于经络也，宜大秦艽汤、羌活愈风汤，补血以养筋……中风痰厥，昏迷猝倒，不省人事者，先用皂荚末拈纸条烧烟冲入鼻中，有嚏可治，无嚏难治。随用吐痰方，将皂荚末五分、白矾五分为细末，姜汁水调服。探吐后，服导痰汤。半身不遂，名曰瘫痪，大抵多是痰涎流注，初起急治则可，久则痰火郁结，用药少效。口眼歪斜，无他症者，用白附子、僵蚕、全蝎（俱生用）等分为末，每次酒服二钱（名牵正散）。又方：川蓖麻子肉一两、冰片三分，共捣为膏（名改容膏）。寒月加姜、附子各一钱。如左歪则敷其右，右歪则敷其左。或以鳝鱼血、冰片敷之，皆效。中风舌强不语，用青黛、硼砂、薄荷各二钱，冰片、牛黄各三分，为细末，先以蜜水洗舌，后以姜汁擦之，将药蜜水调擦舌本。中风口噤不开，宜用乌梅肉擦其牙关，牙关酸软，则易开矣。或用藜芦末，稍加麝香，每用五分，水调，灌入鼻内，吐之。

小续命汤

续命桂（枝）麻（黄人）参，（川）芎防（风）附子（黄）芩，杏仁甘（草白）芍（防）己，风中血脉寻。

附：《古今录验》续命汤

麻黄　桂枝　当归　人参　石膏　干姜　甘草　川

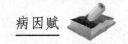

芎　杏仁

防风通圣散

通圣散荆（芥）防（风），（连）翘麻（黄甘）草薄（荷）当（归），栀（子黄）芩（川）芎桔（梗白）术，（石）膏（白）芍滑（石芒）硝（大）黄。

三化汤

即小承气汤加羌活。

大秦艽汤

大秦艽八珍（汤），去（人）参加（细）辛（黄）芩，（羌独）二活（石）膏（白）芷防（风），祛风兼养阴。

导痰汤

即二陈汤加枳实、南星。

羌活愈风汤

羌活　独活　防风　防己　柴胡　前胡　麻黄细辛

白芷　菊花　薄荷叶　秦艽　蔓荆子　当归　川芎　熟地灸草　黄芪　枳壳　地骨皮　人参　知母　枸杞子杜仲炭　姜半夏各二两　官桂一两　茯苓　黄芩各三两　生地　苍术　石膏　芍药各四两

以上诸药，共为粗末，每服一两，水煎服。

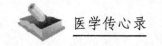

破伤风原有三种治别三经

破伤风症，或跌打损伤，风乘隙而客之；或疮疡久不合口，风邪乘间而袭之；或用热汤淋洗；或用艾火灸之，其汤火之气，亦与风邪无异。其症寒热兼作，甚则口噤目斜，身体强直，死在旦夕，甚可畏也。脉浮无力，太阳也，汗之而愈。脉长有力，阳明也，下之而愈。脉浮而弦小，少阳也，和解之而愈。若传变入里，无法治矣。

羌活防风汤

羌活防风汤，（川）芎（甘）草藁本当（归），细辛（地）榆白芍，在表服之康。

玉真散

用防风、南星，等分为末。先以药敷于患处，然后用温酒调服二钱。又治疯狗咬伤。

中暑有动静之异

夏至日后，病热为暑。张元素曰：动而得之为中暍，静而得之为中暑。东垣曰：日中劳役而得者谓之中暍，避暑于深堂而得者，谓之中暑。中暍之病，其因劳役于外，日光曝其皮肤，热气入于鼻窍，肺经受伤，其症身热头疼、洒然毛耸、微寒、口干齿燥、舌苔、烦渴，治宜人参白虎汤。其由安处家庭，行走闾巷，蓦然郁热熏蒸，口吸暑气，心包络受伤，其症烦渴自汗、面垢，脉虚，或腹疼吐泻，或呕哕燥闷，重则昏不知人，治宜香薷饮。

人参白虎汤

石膏　知母　甘草　人参　粳米

香薷饮

香薷饮厚朴，扁豆黄连撮，中暑腹中疼，吐泻阴阳搏。

十味香薷饮

十味香薷饮，（人）参（黄）芪（白）术茯（苓）陈（皮），（厚）朴甘（草木）瓜扁豆，清暑健脾经。

六和汤

六和（汤茯）苓（白）术（人）参，（香）薷藿（香）扁（豆）砂仁，半（夏）甘（草木）瓜杏（仁厚）朴，霍乱暑伤神。

生脉散

生脉散人参，五味（子）麦冬寻，清心除肺热，补气又生津。

清暑益气汤

益气（汤当）归（黄）芪橘（皮），（白苍）二术甘（草）青（皮黄）柏，人参麦（冬五）味升（麻），葛根

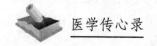

神曲 泽泻

按：中暑、中暍、中热，名虽不同，实系一症。体力劳动之人，工作于烈日之下，活动过度，湿随汗去，无湿而多热。安逸之人，恣意纳凉，湿邪为重，故治法不同，这就是张元素所说的动而得之、静而得之的区别。香薷饮之用，应以暑症无汗，或兼有外感者为宜，自汗者当考虑不用。读者应参考《温病条辨》暑温、伏暑等治法。

受湿有内外之分

丹溪曰："六气之中，湿热为病，十居八九。"有外感而得之者，有内伤而得之者。有居处卑湿，或早行雾露，或冒雨，或涉水，或汗衣湿履，则湿从外感之者；或恣饮酒浆，过食生冷，则湿从内伤之者。又一说云：饮食入胃，无非湿也。脾土旺，则能运化水谷，上归于肺，下输膀胱，无湿气之可留也。脾弱不能运化水谷，亦谓之湿。治湿之法，古人唯以利水为主，亦不可执一，必当因其症而药也。湿气在于皮肤者，宜解表之药，如麻黄、桂枝、防己、苍术、白术之类，譬如六合阴晦，非雨不晴也。水湿积于肠胃，肚腹肿胀者，宜攻下之药，如大黄、甘遂、大戟、芫花、牵牛、槟榔之类，譬如水满沟渠，非导之不去也。寒湿在于肌肤筋骨之间，拘牵作痛，或麻痹不仁者，宜温经之药，如干姜、附子、丁香、肉桂之类。譬如太阳在于中天，则阴湿自干也。湿气在于脏腑肌肤之间，微而不甚者，宜健脾燥湿之药，如苍术、白术、厚朴、半夏、木香、桑皮之类。譬如些须之湿，以灰土浥之，则湿自干也。湿热在于小腹膀胱之间，或肿，或泻，或小便不通，宜用渗泄之药，如猪苓、泽泻、茯苓、滑石、茵陈、木通、葶苈、车前子、海金沙之类。譬如水溢沟浍，非疏通其实，则不达也。湿气在于皮肤，宜用胜湿之药，如防风、羌活、独活之类。譬如清风荐爽，湿气自消也。

火有七说

丹溪曰：五行各有一性，唯火有二，曰君火、曰相火。君火者心火也，相火者命门火也，此火出于天造。又有五志之火：大怒气逆，则火起于肝；悲哀恸中，则火起于肺；醉饱过伤，则火起于脾；房劳过度，则火起于肾；思虑过度，则火起于心。此火出于人为。火之为病，不独在五脏十二经中，凡气有余，莫非火也！诸风掉眩、胁痛、目赤，肝火动也，柴胡、黄连主之。诸痛疮疡、口舌生疮，心火动也，黄连主之。诸湿肿胀、口疮口臭，脾火动也，芍药主之。诸气膹郁，干咳鼻衄，肺火动也，栀子、黄芩主之。遗精梦泄、赤白便浊，肾

51

火动也，知母主之。目黄、口苦、坐卧不宁，胆火动也，柴胡主之。癃闭淋沥、赤白带浊，小肠火动也，木通主之。牙疼龈宣、颧腮颐肿，胃火动也，石膏主之。舌苔喉痛、便秘不通，大肠火动也，条芩主之。小便不利、小腹作痛，膀胱火动也，黄柏主之。头眩、体倦、手足心热，三焦火动也，柴胡、黄芩主之。阳事频举、精溺不止，命门火动也，黄柏主之。凡此皆苦寒之药，但能泻有余之火耳。又按《玉机微义》论曰：若饮食劳伤，内伤元气，自汗发热，困倦脉大而无力，气口大于人迎或一倍、二倍，为阳虚之症，以甘温之剂除之，如黄芪、人参、甘草之属。阴微阳强，相火炽盛，以乘阴位，日渐煎熬，为血虚之症，宜滋阴之剂，地黄、天门冬、黄柏、元参、龟板、当归、知母、五味、锁阳、牛膝、虎骨，丸服。若心火亢极，郁热内实，为阳强之症，以咸冷之剂折之，如大黄、芒硝之属。若肾水受伤，真阴失守，为无根之火，阴虚之症，以壮水之剂治之，如生地、元参之属。若命门火衰，为阳脱之病，阳事不举，饮食不进，右尺脉迟细无力，命门无火，则如釜底无薪，当以温热之剂治之，如附子、干姜之属。若胃虚过食生冷，抑遏阳气于脾土之中，为火郁之症，以升散之剂发之，如升麻、葛根之类。

痰有十因

一仁刘氏曰：痰不自生，生必有故，或因风，或因寒，或因热，或因湿，或因暑，或因燥，或因酒积，或因食积，或因脾虚，或因肾虚。今之治痰者，但知南星、半夏为治痰之药，而不知治痰之本，故痰愈生而病难除也。予也管见，敢以治本之药叙之：夫因风而生痰者，痰唾涎沫，其脉浮弦，治以前胡、旋覆花之类。因寒而生痰者，痰唾清冷，其脉沉迟，治以姜、桂、细辛之类。因热而生痰者，痰唾胶黄，其脉洪数，治以芩、连、栀、膏之类。因湿而生痰者，痰唾碧绿，其脉浮缓，治以苍术、茯苓之类。因暑而生痰者，痰唾腥臭，其脉虚微，治以香薷、扁豆之类。因燥而生痰者，痰唾如线，或如小珠，或如胶漆，咳嗽难出，其脉滑数，治以栝楼仁、花粉、贝母之类。因酒积而生痰者，痰唾呕恶，清晨发嗽，治以猪苓、葛花之类。因食积而生痰者，痰唾桃胶、蚬肉之状，胸腹闷闷不安，治以香附、枳实、神曲、麦芽之类。因脾虚而生痰者，痰唾不时，倦怠少食，治以白术、陈皮之类。因肾虚而生痰者，痰唾之时，即如潮涌，发于五更之际，治以天门冬、麦门冬、五味子之类。然此皆为辅佐之药，而君主之剂——二陈汤，又不可少也。

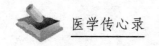

二陈汤

由陈皮、半夏、茯苓、甘草四药为主组成。

导痰汤

由二陈汤加枳实、南星。

滚痰丸

滚痰丸川军、黄芩各半斤，一两青礞石，五钱好盔沉。

气有九论

一仁刘氏曰：气者，一身之主。内无七情所伤，外无寒暑所犯，则一气周流，百骸疏畅。如有七情所干、寒暑所犯，则疾病生焉。《内经》云：怒则气上，喜则气缓，悲则气消，恐则气下，惊则气乱，劳则气耗，思则气结，寒则气收，热则气泄，九气不同，为病亦异。张子和论之详矣，予不复论。如以气虚、气实论之，夫实者，邪气实也；虚者，正气虚也。气虚为病，或精神短少，或倦怠嗜卧，或少进饮食，或眩晕，或痿躄，或自汗，或泄泻，或遗脱，诸病生焉。审其症候，诊其脉息，果然气虚，则人参、黄芪、白术之类，必当用也。若夫心痛、胁痛、小腹气痛，此则邪气阻遏，正气不行，故作痛耳。邪气何也？或寒、或热、或痰、或食、或血是也。法当先去其邪，则正气流通，痛不作矣。大抵气属阳，调气之药，必用温散，如沉香、木香、丁香、茴香、藿香、白豆蔻、陈皮、香附、砂仁之类。如病日久，则气从火化，而温热之剂，又不可单投，必以黄芩、黄连、栀子之类为主，少加热药为之向导。又闻，气者血之先，血者气之配，气既病焉，则血不得以独利，故亦从而病焉。是以治气药中必加理血之品，如当归、芍药、川芎、红花、桃仁之类。

郁有六名

丹溪曰："气血冲和，百病不生，一有怫郁，诸病生焉。"大抵诸病中多有兼郁者，或郁久而生病，或病久而生郁，故凡治病必以郁法，参而治之。郁有六，气、血、湿、热、食、痰也。气郁：胸胁痛，脉沉涩。血郁：四肢无力，能食，便红，脉沉。湿郁：周身走痛，或关节痛，遇阴寒则发，脉沉细缓。热郁：瞀闷，尿赤，脉沉而数。食郁：嗳酸饱满，不喜饮食，人迎脉平，气口脉盛。痰郁：动则喘满，寸口脉沉滑。治以六郁汤、越鞠丸主之。湿加白术、羌活，气加木香、槟榔，食加山楂、砂仁，血加桃仁、红花，热加柴胡、黄芩，痰加半夏、南星。

六郁汤

六郁香（附）苍（术神）曲，栀（子连）翘共（枳

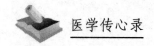

壳陈（皮），（川）芎（黄）芩苏梗（甘）草，郁结总能伸。

越鞠丸

越鞠丸开郁，香附并苍术，川芎栀子仁，神曲各等分。

湿加白芷、茯苓，热加青黛，痰加南星、海石、栝楼，血加桃仁、红花，食加山楂、砂仁，气加木香。

疟犯暑风更兼痰食

《内经》曰："夏伤于暑，秋为痎疟。"又曰："先寒后热者，名曰寒疟。先热后寒者，名曰温疟。但热不寒者，名曰瘅疟。"丹溪曰："有暑疟、有风疟、有温疟、有痰疟、有食疟……邪在气分，则发之早；邪在血分，则发之晚……又有缠绵不休，邪气伏藏胁肋，结为癥块者，谓之疟母。"

疟脉自弦，弦而数者多热，弦而迟者多寒，弦短者伤食。弦滑者多痰。微则为虚，代散者死。

一仁刘氏治疟论：凡疟发时，耳聋、胁痛、寒热往来、口苦、喜呕、脉弦、多风疟，小柴胡汤。疟发时热多寒少、口苦、咽干、小便赤涩，脉弦数者，多阳疟，清脾饮。疟发时先热后寒者，多温疟，白虎汤加桂枝。疟发时独热无寒，名瘅疟，当责之暑，香薷饮加茯苓，或柴胡白虎汤亦可。疟发时独寒无热，脉迟者，名牝疟，当责之寒，蜀漆散。疟发时一身尽痛、手足沉重、寒多热少，脉濡者，名湿疟，柴平汤……因感山岚海瘴，发时乍寒乍热、一身沉重，名瘴疟，平胃散加藿香、石菖蒲、生姜。疟疾痰多胸满，发时昏乱谵语，脉弦滑者，名痰疟，二陈汤加常山、草果、黄芩、柴胡。疟疾胸膈不宽、恶闻食气者，食疟也，清脾饮加山楂、神曲、麦芽。疟疾积滞胸满、热多寒少、大便燥实者，大柴胡汤下之……疟疾微劳不任，经年不瘥，前后复发者，名劳疟，小柴胡汤去半夏加天花粉。夜疟宜用血药，引出阳分而散，川芎、当归、红花、苍术、白芷、黄柏、甘草，水煎露一宿服。疟母用醋炙鳖甲为君，三棱、莪术、木香、香附、海石、青皮、桃仁、红花、神曲、麦芽，醋为丸，滚汤下。截疟用常山、草果、槟榔、知母各一钱，热酒一盅，水煎后，漫露一宿，五更温服。

小柴胡汤见 22 页

清脾饮

清脾饮柴（胡黄）芩，甘草厚（朴）青（皮茯）苓，半（夏白）术并草果，痰食疟相应。

白虎汤见 37 页

香薷饮见 49 页

柴胡白虎汤

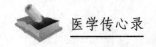

即小柴胡汤合白虎汤

蜀漆散

蜀漆（洗去腥）　云母（烧二日夜）龙骨

三味杵为散，未发前以浆水服半钱。

柴平汤

即小柴胡汤合平胃散。

二陈汤见 20 页

平胃散见 24 页

大柴胡汤见 38 页

痢因湿热及受积停

痢疾之症，里急后重，或血、或脓，或脓血相杂，或痛或不痛。此症原其所因，不外湿、热、食积三者。伤于气分，痢下则白，伤于血分；痢下则赤，气血俱伤，则赤白相杂。下痢之脉，微小者吉，浮洪者凶，滑大者吉，弦急者凶。刘河间曰：治痢大法，行血则便脓自愈，调气则后重自除。又曰："后重则宜下，腹痛则宜和，身重则除湿，脉弦则去风。脓血稠黏，以重药揭之。身冷自汗，以热药温之。风邪外来宜汗之。鹜溏为痢宜温之。"

一仁刘氏治痢验方：痢疾初起，便脓下血，里急后重，用芍药汤。白痢用温六丸，赤痢用清六丸。赤白相杂，里急后重，用立效散。痢疾初时失下，反用兜涩之药，以致邪杂内蓄，血不得行，腹痛难忍者，用桃仁承气汤。痢疾发热，肠胃中有风邪也，人参败毒散加黄连、陈仓米、生姜、大枣，煎服。时行疫痢，噤口不食，加石莲子肉七个。下痢日久，赤白已尽，虚寒脱肛者，真人养脏汤。

芍药汤

治痢芍药汤，（黄）芩（黄）连（肉）桂大黄，（木）香槟（榔当）归甘草，后重即安康。

温六丸

滑石六两，水飞　　粉草一两　　干姜五钱

为末，水丸。

清六丸

滑石六两，水飞　　粉草一两　　红曲五钱

为末，水丸。

立效散

黄连四两，酒洗　　吴茱萸二两，二味同炒去茱萸　　陈皮二两

枳壳二两，麸炒

共为末。每服三钱，黄酒送下，噤口痢用陈仓米煎汤调下。

桃仁承气汤见40页

人参败毒散见42页

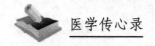

真人养脏汤

养脏（白）芍当归，人参（肉）桂（白）术随，木香甘（草）米壳，诃子肉（蔻）乌梅。

和中汤

和中（当）归酒（黄）连，陈（皮白）芍（厚）朴苍（术）甘（草），茯苓并枳壳，新久痢皆痊。

呕吐者胃气逆而不下

一仁刘氏曰：有声之谓呕，有物之谓吐。声者，气与火也。物者，痰与食也。或为寒气所干，或为暑气所中，或忿怒气逆，或酒食过伤，或蛔虫作痛，或久病胃虚，或积痰瘀血，凡此皆能呕吐。大抵脉虚而细者吉，脉实而大者凶，治以二陈汤为主。胃寒者，水浆不纳，脉息沉迟，加干姜、肉桂、丁香、益智之类。伤暑者，烦渴面垢，脉虚体热，加黄连、扁豆、香薷、厚朴之类。怒则肝火冲胃，呕而口苦，胸胁不利，脉弦而数，加香附、芍药、黄芩、黄连、乌梅、竹茹之类。伤食者，吐出酸臭，加山楂、草果、神曲、麦芽、枳实、砂仁之类。饮酒过伤而呕吐者，加葛花、猪苓、泽泻、白豆蔻之类。蛔虫上攻而吐者，加乌梅、川椒、黄柏、干姜、白术之类……久病胃虚，闻谷气而呕者，加人参、白术、伏龙肝、藿香之类。积痰在胃而呕吐者，加南星、枳实、竹茹、姜汁之类。内伤瘀血而吐者，加桃仁泥、生姜汁之类。

一人过伤饮食，腹痛便秘，呕吐不止。予曰：阳明之气，下行为顺，上行为逆，此因便秘胃气不得下行，故作呕吐，法当下之，用脾积丸一服而愈。

一人霍乱吐泻之后，饮食即吐，不得停留。予曰：吐泻者，气之滑也，当以涩剂治之，用烧针丸，三服而愈。

二陈汤 见 20 页

脾积丸

酷煮莪（术三）棱与良姜，青皮木香百草霜，江子（仁）研泥面糊丸，橘皮汤送效非常。

烧针丸

黄丹水飞、枯白矾、朱砂各等分，为末，枣肉为丸，芡实大，穿针尖上，烧之存性，为末。每服七分，凉水送下，或米泔水亦可。

泄泻者脾气伤而不平

丹溪曰："泄泻有湿、有火、有气虚、有痰积、有食积。"戴元礼注曰："凡泻水，腹不痛者，是湿；饮食入胃不住，或完谷不化者，是气虚；腹痛泻水肠鸣，痛一阵泻一阵者，是火；或泻或不泻，或多或少者，是痰积；腹痛甚而泻，泻后痛减者，是食积。"

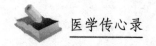

一仁刘氏曰：泄泻之病，四时感受不同，或因风寒暑湿所干，或因饮食所伤，动伤脾胃之气，故作泄泻。治当分其新久，审其原因，新则以伐邪之药为主，而健脾之药为佐；久则以补脾之药为君，而升发之药为使。予常辨其症而用药，确然有论者，录之于后：泻下青色，腹痛脉浮者，挟风也，宜羌活、防风之类。泻下白色，腹痛、脉沉迟而弱，四肢清冷，小便澄澈者，挟寒也，宜干姜、肉桂、附子之类。泻下黄色，口渴、烦躁、脉虚、身热者，挟暑也，宜黄连、扁豆、香薷之类。泻下清水，或如陈腐水色，腹不痛、身体重、倦怠无力，脉沉而缓者，湿也，宜苍术、白术、厚朴之类。泻下完谷不化，酸臭异常，胸膈饱闷，恶闻食气者，伤食也，宜山楂、草果、神曲、麦芽、莱菔子之类。泻下或多或少，或泻或不泻，或如鱼冻者，挟痰也，宜南星、半夏之类。泻下过多，小水不利者，当分利阴阳，使小水长而大便实也，宜茯苓、猪苓、滑石、泽泻之类。如久患泄泻者又不可用，用之则损阴气，当见眼胞下陷而死。此七条乃伐邪之药也。至于健脾者，莫如白术、茯苓、陈皮、白芍之类。而补脾者，莫如人参、山药、扁豆、莲肉、薏苡仁、芡实之类。大抵脾胃之气，上升则为生长之令，下降则为收藏之令。泄泻日久，脾胃之气下陷，宜佐升发之药，如升麻、防风、柴胡、葛根、羌活之类。又有每夜子时后五更前作泻者，乃肾虚作泻也，宜肉蔻、破故纸、吴茱萸、五味子以补肾。

五苓散见41页

胃苓汤

寒泻腹中痛，大小便利清，胃苓汤一盏，姜枣水煎成。（即平胃散合五苓散）

薷苓汤

暑泻热如汤，心烦渴不安，薷苓汤八味，灯心用一团。（即黄连香薷饮合四苓散）

柴苓汤

身热口中渴，更兼泻下频，柴苓汤一剂，施治捷如神。（即小柴胡汤合五苓散）

参苓白术散

（人）参（茯）苓白术散，莲肉扁（豆）薏仁，砂仁甘（草）桔（梗山）药，久泻胃中虚。

按：泄泻日久，元阳亏损，健脾止泻不效者，当以补骨脂、吴茱萸、芡实、附子、干姜、肉桂、益智仁之类，补命门之火。若久泄肠滑、气虚下陷、脱肛或肛门不闭，宜人参、黄芪、白术、诃子、白芍、赤石脂、石榴皮、粉草、米壳等药，补益收脱。

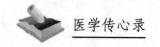

霍乱脾寒伤食所致

一仁刘氏曰：猝然心腹疼痛，上吐下泻，谓之湿霍乱；腹绞痛，欲吐不吐，欲泻不泻者，谓之干霍乱。此症有寒热二种：属寒者，吐利腥秽，上下所出水液澄彻清冷，脉沉而迟，四肢厥冷，腹痛，不喜饮水，此阴邪胜也。属热者，吐利、烦热、有汗、口渴欲饮凉水，脉沉而数，四肢温暖，此阳邪胜也。总用藿香正气散加减治之。干霍乱，先用盐汤探吐，吐后亦以藿香正气散调理。如探吐不能出者，死在须臾也。

藿香正气散

正气（半夏）曲（紫）苏藿（香），（茯）苓陈（皮白）术（白）芷（厚）朴，桔（梗）甘（草）腹（皮生）姜（大）枣，吐泻阴阳搏。

有热者加姜炒黄连；有寒者加干姜。腹痛加官桂；痛甚加吴茱萸去藿香；小便不利车前子；转筋加木瓜；发热口渴加麦冬、淡竹叶；若频欲登圊，不通利者，加枳壳；中暑者加香薷、扁豆；心下痞加枳实、青皮；肉食不化加山楂；米谷不化加神曲、麦芽。

烧盐汤

盐一撮，放刀上用火烧红，热童便和服，或以新汲水和服，少顷即吐。

按：霍乱初起，用藿香正气散兼刺委中、尺泽放血，可以收效。如果吐泻太甚，失水过多，眼胞塌陷、汗出不止、肢冷脉微欲绝，则应急服王清任之急救回阳汤。万不可因其口渴，误认为热，坐误机宜。

急救回阳汤

党参八钱　附子八钱　干姜四钱　白术四钱　甘草三钱
桃仁二钱　红花二钱

水煎服。

痞满脾倦积湿而成

痞满者，非痞块之痞，乃胸中痞闷而不舒畅也。因脾倦不能运化水谷，以致积湿成痰，留于中脘，而感痞闷也。治宜健脾顺气，气顺则痰利，脾健则食化痞消而通泰矣。方用二陈汤加枳实、白术、香附、砂仁、白豆蔻、藿香、厚朴之类。瘦人多郁热，加黄连去半夏，血虚加川芎、当归，去半夏；食积加神曲、麦芽、山楂，去白术、半夏；肥人多湿多痰加苍术；气虚加人参，去半夏；痰隔加栝楼、贝母、桔梗、竹沥、姜汁，去白术、半夏；脾湿中满加苍术、芍药，去半夏。

二陈汤见20页

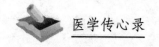

呃逆者胃气之不顺

呃逆者，俗谓之发呃也。声短者，出于中焦，水谷之病也；声长者，出于下焦，虚邪相搏也。脉浮缓者吉，弦急者凶。伤寒失下，便闭而呃者，用承气汤；吐泄后胃寒而呃者，用丁香柿蒂汤；吐利后胃热而呃者，用橘皮竹茹汤；气逆而呃者，用木香调气散；病后发呃者难治。

承气汤见38页

丁香柿蒂汤

丁香柿蒂汤，人参生姜煎，伤寒吐泄后，胃冷服之安。

橘皮竹茹汤

橘皮竹茹汤，人参甘草煎，生姜并大枣，胃热服之安。

木香调气散

木香调气散，丁香白蔻仁，藿（香）檀（香）砂（仁）甘草，盐汤送下吞。

咳嗽者肺气之不清

洁古曰："咳谓无痰而有声，肺气伤而不清也。嗽是无声而有痰，脾湿动而为痰也。咳嗽谓有痰而有声，盖因伤于肺气，动于脾湿。"丹溪谓咳嗽之因有风寒、有痰饮、有火郁、有劳嗽、有肺胀。戴元礼注曰：鼻塞声重恶寒者，风寒也。嗽动便有痰声，痰出嗽止者，痰饮也。有声痰少面赤者，火郁也。盗汗出痰多，作寒热者，劳嗽也。动则喘满，气急息重者，肺胀也。

咳嗽之脉：浮紧虚寒，沉数实热，洪滑多痰，弦涩少血，浮大者吉，沉小者危。

一仁刘氏曰：风寒嗽，用苏沉九宝饮。痰饮嗽，用导痰汤，甚者用小胃丹。火郁嗽，用参苏饮去人参加枯芩。劳嗽，用知母茯苓汤，或用清离滋坎汤。久嗽不止，用款冬花、紫菀、五味子、乌梅肉，等分为丸，噙化。肺胀嗽，用清肺饮。

苏沉九宝饮

（紫）苏沉九宝饮，麻（黄肉）桂薄荷陈（皮），杏仁甘（草）大腹（皮），寒嗽效如神。

导痰汤 见47页

小胃丹

小胃丹用醋芫花，大戟甘遂（川）军（黄）柏加，白术煎膏和成丸，临卧空腹热汤下。

参苏饮 见44页

知母茯苓汤

知母茯苓汤，当归（白）芍地黄，天冬甘（草）白

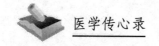

术，劳嗽是良方。

清肺饮

清肺饮栀（子黄）芩，桑（皮当）归茯（苓麦天）二门（冬），桔（梗）陈（皮）甘（草）杏（仁五）味（子），（生）姜（大）枣水煎吞。

清离滋坎汤

劳嗽丹（皮白）术泽（泻），（白）芍萸（肉山）药（甘）草（茯）苓，（天麦）二冬（当）归（熟生）二地，知母黄柏坎离清。

按：小胃丹多猛烈之药，必体壮痰饮过盛之症方可用。

嗳气皆由于痰火

嗳气者，胃中有痰有火，用南星、半夏、石膏、香附、炒山栀，或丸或煎，皆可。胃寒嗳气，用二陈汤加干姜、益智、木香。妇人嗳气，连十余声不尽，嗳出则心宽，不嗳则紧闷，用越鞠丸效。

咽酸尽为乎食停

咽酸者，酸水刺心也。吐酸者，吐酸水也。俱是脾虚不能运化饮食，郁积已久，湿中生热，湿热相蒸，遂作酸也。平胃散加神曲、麦芽、山楂炭、草果、吴茱萸、

黄连、枳实，或用六郁汤、越鞠丸尤妙。口吐清水，用
苍术、白术、陈皮、茯苓、滑石各等分，水煎服效。

附：嘈杂症

嘈杂者，俗谓之心嘈也。有痰因火动而嘈者，二陈
汤加酒炒黄连、栀子仁。有心血少而嘈者，八珍汤加麦
冬、栀子、陈皮、乌梅、炒米。有因食郁而嘈者，以越
鞠丸治之。

平胃散见24页

六郁汤见55页

越鞠丸见56页

二陈汤见20页

八珍汤见18页歌诀中。

中满臌胀者脾虚不运

中满臌胀者，四肢不肿，单腹胀也。有似乎鼓，故
名臌胀。《仁斋直指方》谓其症有四：曰气臌、血臌、食
臌、水臌。皆因脾虚不能运化水谷，以致停聚而为胀也。
治宜顺气、和血、宽中、利水，各有攸当，切不可用猛
烈之药，致伤脾胃；病若复来，不可治矣。若脐突、肚
大青筋，难治；足背、手掌俱平者，多为不治。女人臌
胀，虽有因于气食而成者，然成于血分者居多。成于气

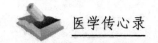
食者，腹虽胀而经水不闭；成于血分者，经必闭也。胀满脉弦，脾制于肝。洪数为热，迟弱虚寒，浮为虚满，紧则中实。浮大可治，虚小危急。朝宽暮急者血虚；暮宽朝急者气虚；朝暮俱急者，气血俱虚也。

予治肥人腹胀，用胃苓汤，瘦人腹胀，用薷苓汤，二方甚捷。

分消汤

分消汤治臌，（苍白）二术陈（皮）香附，（厚）朴（枳）实茯（苓木）香砂（仁），腹皮猪（苓）泽（泻）佐。

生姜三片、灯心一团，水煎服。

气急加沉香。胁痛、面黑是气臌，加青皮去白术。胁满、小腹胀痛、身上有血丝缕，是血臌，加当归、赤芍、红花、丹皮，去白术、茯苓。嗳气作酸，饱闷腹胀，是食臌，加山楂、神曲、麦芽、莱菔子，去白术、茯苓。恶寒，手足厥冷、泻去清水，是水臌，加官桂。胸腹胀满，有块如鼓者，是痞散成臌，加山楂、神曲、麦芽、半夏、青皮、归尾、元胡索、鳖甲，去白术、茯苓、猪苓、泽泻。

胃苓汤、薷苓汤见63页

附：浮　肿

《内经》曰："诸湿肿满，皆属于脾。诸气膹郁，皆属于肺。"盖虚肿之由，皆脾虚不运，肺郁不通，以致水渍三焦，而为浮肿，以手按之成窝，举手渐平也。身有热者，水气在表，治当汗之。身无热者，水气在里，治当下之。又云：腰以上肿者，宜发汗，腰以下肿者，宜利小便，兼以顺气和脾，斯为良法。慎不可用大戟、芫花、甘遂等猛烈之剂，以攻其虚症。吾恐峻决者易，固闭者难，水气复来，而无可治之机矣。

风肿：皮肤麻木，走注疼痛，以分心气饮治之。气肿：四肢削瘦，腹胁胀满，以流气饮加减治之。水肿：腰以上肿者，分心气饮；腰以下肿者，五子十皮饮。血肿：皮间有红血丝，妇人多有此症，是败血化为水也，调经散治之。生疮肿者，败毒散加荆芥、防风、金银花，间服五子十皮饮。病后脾虚足跗肿者，由中气下陷也，补中益气汤。异乡不服水土而肿者，藿香正气散。大抵肿退，宜用白术煎膏，调理脾胃。

分心气饮

分心气二陈（汤），（木）通（官）桂腹皮青（皮），桑（皮）苏（梗）羌（活）芍药，（生）姜（大）枣共灯心。

流气饮

流气饮（木）香（紫）苏，陈（皮茯）苓半（夏厚）朴（白）术，腹（皮）槟（榔木）梘（枳）壳莪

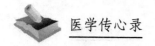
术，（白）芷（官）桂藿香（菖）蒲。

五子十皮饮

五子十皮饮，车葶腹紫香，加桑苓大橘，瓜米大青姜。

附：十皮五子饮（见《冯氏锦囊》）

茯苓皮　牡丹皮　五加皮　甘草皮　木通皮　草果皮　地骨皮　大腹皮　木瓜皮　生姜皮　菟丝子　车前子　紫苏子　葶苈子　大腹子。

调经散

调经（当）归益母（草），生地与丹参，牛膝丹皮（元胡）索，红花三几分。

败毒散见42页

补中益气汤见43页

藿香正气散见64页

噎膈反胃者气食相凝

一仁刘氏曰：噎膈之病，由于七情过伤，饮食失节，食因气逆则食不下降，气因食阻则气不运行，气、食、痰涎互相凝结，留于咽嗌者为噎，留于胸膈者为膈，妨碍饮食渐为呕吐、反胃之病也。

丹溪有云：自气成积，自积成痰，痰挟瘀血，遂成窝囊。此症若不早治，必为难愈之疾。初起者，五膈宽中散，日久者，二陈汤加减。

嗜膈反胃，通用二陈汤加姜汁、竹沥为主。如气虚肥白之人，加人参、白术。如血虚瘦弱之人，加当归、芍药、桃仁、红花。如胸中热闷，加土炒黄芩、黄连、栝楼、桔梗，去半夏。如因七情郁结者，加香附、川芎、木香、槟榔、砂仁。脾虚不运化者，加人参、神曲、麦芽以助之。如大便燥结者，少加酒蒸大黄、桃仁泥以润之。大抵嗜膈病，血液枯燥，胃脘干枯，难服丸药，宜煎膏子服之。

五膈宽中散

五膈宽中散，青（皮）陈（皮）丁（香）木香，（白）蔻砂（仁）香附（厚）朴，甘草与盐姜。

二陈汤见20页

喘急有虚有实

暴病发喘谓之实，久病发喘谓之虚。脉滑而四肢暖者易治，脉涩而四肢寒者难医。原夫喘动，便有痰声者，痰也。乍进乍退，得食则减，食已则喘者，火也。气从脐下起，直冲清道而上者，阴虚也。呼吸短促而无痰声者，气虚也。恶寒发热而喘，脉浮紧者，风寒也。胸中滚滚有声，怔悸而喘者，水停心下也。大抵患病至于发喘，已为恶候，未易治也。

一仁刘氏治喘经验方，总用苏子降气汤为主，痰喘

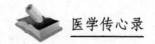

加竹沥；火喘加栀子、枯芩；阴虚加知母、黄柏、竹沥；气虚加人参、阿胶；风寒加苏叶、麻黄、杏仁；水喘用椒目焙研为末，生姜汤下二钱。痰火喘嗽，常服玉露霜，可除病根。

苏子降气汤

苏子降气汤，二陈（汤）桔（梗五）味（子）桑（皮），栝楼同枳壳，喘嗽即时康。

痉症有阴有阳

一仁刘氏曰：痉症者，颈项牵急，腰背反张，如鸟之张翅，故名痉痉，有因于寒者，令人无汗恶寒，名曰刚痉，属阳。有因于湿者，令人有汗不恶寒，名曰柔痉，属阴。俱用小续命汤，但有汗去麻黄。或因发汗血太过，或因失血太甚，致筋无血养，筋急而牵，百节强痉者，十全大补汤。

小续命汤见46页

十全大补汤

即四君子汤和四物汤（当归、生地、白芍、川芎）再加黄芪、肉桂、生姜、大枣。

五积六聚总是气凝其痰血

五脏为积，六腑为聚。积属阴而有定处，聚属阳而无常形。肝之积曰肥气，心之积曰伏梁，脾之积曰痞气，肺之积曰息贲，肾之积曰奔豚，世人谓之气块。丹溪论曰：块乃有形之物，气不能成形，俱是痰与食积、死血也。在中为痰积，在右为食积，在左为死血。妇人腹中有块，多是死血。不能移动者曰癥，能移动者曰瘕。大法咸以软之，坚以削之，行气开痰为主，溃坚汤、溃坚丸治之，外用琥珀膏、三圣膏贴之。

溃坚汤

溃坚枳实（当）归，半（夏）陈（皮）白术随，香附（厚）朴山楂，砂仁木香陪。

左胁有块加青皮，右胁有块加莪术，血块加桃仁、红花、肉桂，去半夏，食积块加神曲，痰块加海浮石、栝楼，去山楂，瘦人加人参少许。

溃坚丸

即溃坚汤加海石，瓦楞子、鳖甲，共为细末，另将阿魏用醋煮化，和入药中，生姜汁煮米糊为丸，如梧桐子大，每服六十丸，黄酒送下。

琥珀膏

用大黄、芒硝等分为末，以独头大蒜捣膏贴之。以线束住，鼻闻臭气则效。

三圣膏

用未化石灰半斤为末，瓦器中炒令淡红色撤火，候热少减，入大黄末一两，在炉外拌炒。候热减，再下桂心末五钱，略微一炒，入米醋同熬，搅匀成黑膏。调药厚摊。烘热贴。

五劳六极皆是火烁乎天真

一仁刘氏曰：五劳者，五脏劳伤也。六极者，皮焦、肉脱、筋痿、骨重、津枯、脉数也。大抵劳怯之人有此症，皆因二火无制，煎烁天真，气血精神日渐衰弱，遂成六极。轻则期年而死，重则半载而亡，良可叹哉！

凡治劳之法，须当辨其何脏虚、何脏实？气虚、血虚、气热、血热，真知灼见，治始无差。脏之虚者，其脏之脉，必虚而小。脏之实者，其脏之脉，必实而大。气虚者，面白而无神。血虚者，面黑而枯瘦。气热者，面红而光，声确而清，病甚于昼，脉浮而数。血热者，面赤而黯，声确而浊，病甚于夜，脉沉而数。气血俱热者，病则昼夜俱甚，气急而津枯。依此辨之，无不中的。

气虚用四君子汤；血虚则用四物汤；气血俱虚者用八珍汤；清气用麦冬、竹叶、银花、柴胡、知母之类；凉血用天冬、生地、胡黄连、黄柏、黄芩之类。安心神用茯神、远志、酸枣仁之类；壮筋骨用牛膝、杜仲、虎骨之类；补阳用鹿茸、枸杞子、锁阳、肉苁蓉、菟丝子之类；补阴用山药、丹皮、龟板、柏子仁之类；降相火用黄柏、知母；涩精用龙骨、牡蛎粉、鹿角霜、山茱萸、楮实子、赤石脂之类。

四君子汤 见 16 页

四物汤 见 18 页

八珍汤 见 18 页歌诀中。

吐血出于胃腑

吐血出于胃也。其因有饮酒过伤者，有负重损伤者，有跌扑损伤者，有因劳损伤者，有劳心过多者，有大怒气逆者，种种不同。必须诊脉问明，方可施治。以犀角地黄汤为主。酒伤加葛根、黄连、茅根、藕汁；内伤加当归、桃仁、红花、韭汁；房劳加当归、熟地、知母、黄柏、栀子、竹沥；劳心伤加酸枣仁、茯神、玄参、当归；怒伤加青黛、黄芩；如精神壮健，大便燥结，吐血不止者，加炒黑大黄、桃仁泥、童便；如吐血过多，形容脱色，脉微欲绝者，以独参汤饮之，乃血脱益气之法，气旺则能生血也。

犀角地黄汤

犀角地黄汤，丹皮赤芍襄，能医诸失血，加减服之良。

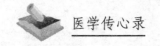

衄血本乎肺经

衄血者，血出于鼻也。鼻为肺之窍，故曰本乎肺经。治用犀角地黄汤加枯芩、茅根、柏叶、藕节；或用荷叶蒂、藕节各七个，捣碎，水煎服。

痰涎血属于脾脏

脾生痰，痰中带血出于脾也。犀角地黄汤加白芍药、茯苓、栝楼仁、竹沥。血色紫黑者，加桃仁泥、韭汁、当归。

咯唾血属于肾经

咯血者，咯出血屑也。唾血者，鲜血随唾而出也。俱属肾经。犀角地黄汤加知母、黄柏、元参、熟地治之。

牙宣者阳明之热极

齿缝中出血谓之牙宣，乃阳明经之热也。足阳明之脉，贯于上龈；手阳明之脉，贯与下龈。阳明湿热上蒸，则齿龈腐烂出血。用黄芩、连翘、薄荷、栀子、甘草，水煎服，外用百草霜、龙骨、炒盐为末，敷之。

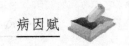

舌衄者少阴之火生

舌上出血，名曰舌衄，用槐花炒，为末，擦之。有舌长出口者，用冰片敷之即效。

腹中窄狭而痰火各别

肥人自觉腹中窄狭，是湿痰流注胃腑，用苍术、香附以燥饮行气。瘦人自觉腹中窄狭，是热气熏蒸胃腑，用苍术、黄连以开郁清热。

胸中烦热而虚实可分

胸中烦热，实热者，须用栀子仁。若虚烦，须用人参、白术、茯苓、黄芩、白芍、麦冬。

惊悸痰迷恐惧所致

惊悸者，痰迷心窍也，多因恐惧所致，治用二陈汤加茯神、远志、当归、柏子仁、酸枣仁、人参，或用八物定志丸、天王补心丹。

二陈汤见20页

八物定志丸

八物定志安心神，镇惊补气牛黄（人）参，远志茯神菖（蒲茯）苓（白）术，麦冬蜜丸朱（砂）衣吞。

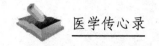

天王补心丹

天王遗下补心丹，为悯山僧讲课难，（当）归（生）地（天麦）二冬酸（枣仁）柏（子仁）远（志），（丹、人、元）三参（茯）苓桔（梗五）味（子）为丸。

健忘血少忧郁而成

健忘之病，因忧思过度，损伤心包，以致神舍不清，故令人转眼遗忘，宜归脾汤、八物定志丸。

归脾汤

归脾汤四君，（木）香（炙）芪远（志）枣仁，元肉（当）归姜枣，健忘效如神。

癫狂者分心肝之热极

心热极则癫，肝热极则狂。癫多喜，狂多怒。脉浮大者吉，沉细者凶。癫宜清心养神，宁志化痰汤主之。狂宜去风除热，防风通圣散主之。

宁志化痰汤

宁志化痰（汤人）参，天麻（黄）连胆星，茯苓陈（皮）半夏，枣仁菖蒲根。

开迷散

妇人患癫狂，桃仁赤芍当（归），柴（胡茯）苓甘（草）远（志白）术，苏（木生）地合一方。

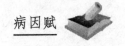

防风通圣散见 48 页

痫症者寻痰火之重轻

痫症大抵属痰火与惊，不必分五等治法，大率行痰为主，用黄连、南星、栝楼、半夏。寻痰、寻火，分多少治之，无不愈者。有热者，以凉药清其心。有痰者，必用吐药，吐后用安神丸及平肝之剂，如柴胡、青黛、川芎之类。

安神丸

安神丸朱砂，甘草当归加，黄连生地黄，痫症效堪夸。

便浊有赤白之异

一仁刘氏曰：便浊者，小肠经之热，膀胱之结也。血热则赤，气热则白。治用清心莲子饮，赤加木通、黄柏，白加赤苓、滑石。

清心莲子饮

清心（石）莲子（黄）芩，车（前子）柴（胡）地骨（皮人）参，麦（冬赤茯）苓（黄）芪甘草，便浊服之清。

萆薢分清饮

萆薢分清饮，乌药与菖蒲，草梢兼益智，茯苓必

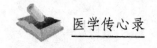

同居。

汗出有自盗之名

自汗者，时常无故溅溅汗出，动则更甚，属于阳虚。盗汗者，寐中汗出，醒后汗止，属于阴虚。自汗宜补阳调卫，盗汗宜补阴降火。自汗用补中益气汤加麻黄根、浮小麦，虚甚者，加熟附子一二片。方中升麻、柴胡，俱用蜜水炒，以制其升发之性。然非升麻、柴胡不能领参、芪至于肌表，故用之耳。盗汗用当归六黄汤。

当归六黄汤

盗汗六黄汤，当归二地黄，（黄）柏（黄）连（黄）芩酒炒，黄芪七味良。

独圣散

独圣散五倍（子），为末津调配，脐中敷一宵，汗出登时退。

补中益气汤 见43页

九种心疼痛在胃脘

心疼，即胃脘疼也。古云心痛有九种：一虫、二疰、三风、四悸、五饮、六食、七寒、八热、九去来痛。予考其言，虽有其名，而无其注，故医者认治不真。予既知之，敢不开示后学。

夫虫痛者，懊恢不安、口吐清水、面多蟹爪纹路，用白矾、雄黄、槟榔为末，汤水调下。痊痛者，平日无心痛之症，忽然作痛，妄言鬼神，脉来乍大乍小，用银花一两水煎服。风痛者，因暑天露卧，风邪入于脾中，脾痛连心，上下不定，多兼呕吐，用藿香正气散。悸痛者，其痛不甚，但觉胸中隐隐然如痛之状，此因惊风乘心也，治用二陈汤加茯神、远志、黄连、枳实，当归。饮痛者，因痰饮留于胃脘，阻塞气逆，故作痛也，其人眼下必如灰烟之染，胸中常如冰水之停，甚者以滚痰丸下之，轻者以导痰汤加苍术、香附、川芎。食痛者，胸中痞满，或嗳气吞酸，恶闻食气，用平胃散加枳实、山楂、莱菔子、神曲、麦芽之类。寒痛者，客寒犯胃，其痛大作，四肢清冷，六脉沉迟，蟠葱散主之。热痛者，积热在胃，心烦身热，大小便不利，二陈汤加栀子、黄连、川芎、香附。去来痛者，时作时止，面赤口渴，瘦人多有此病，乃胃火作痛也，四物汤加栀子、香附、陈皮。

丹溪曰：凡人喜食热物，致伤胃口，清血出而留滞，则成瘀血，蓄积胃中，多作心痛。其症得热饮则痛愈甚，其脉沉涩。甚者以桃仁承气汤下之，轻者以四物汤加桃仁、红花、乳香、没药、五灵脂，元胡之类。

蟠葱散

蟠葱散茯（苓）槟（榔），（炮）姜砂（仁炙甘）草

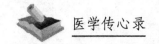

（肉）桂（三）棱，青（皮）丁（皮）苍（术元胡）索
莪（术），心痛疝家疼。

藿香正气散见64页

滚痰丸见54页

二陈汤见20页

导痰汤见47页

平胃散见24页

四物汤见18页

桃仁承气汤见40页

七般疝气病在厥阴

七疝者，寒疝、水疝、血疝、气疝、筋疝、狐疝、
癫疝也。张子和论之详矣。丹溪谓"疝专主肝经，与肾
经绝无相干"。多因肝经湿热之气下注，不得泻越，或为
偏坠，或为疝痛。予尝制一方以治之，不过三四剂，即
奏神效，百发百中，无不应验，名曰三捷汤。

三捷汤

青皮一钱　官桂五分　归尾一钱　槟榔二钱　大茴香七
分，微炒　黄柏三分　橘核二钱　木通二钱　紫苏七分　香附
一钱　赤茯苓二钱　柴胡一钱　荔枝核七个，炒　姜一片

水三盅，煎一盅，空心热服。

胁痛有两边之别

胁痛，即肋痛也。两胁属少阳胆经，其间或痰饮流注，或瘀血停积，而气不得运行，故作痛也。痰者，脉弦而滑。血者，脉弦而涩。痰者用陈皮、茯苓、栝楼、甘草、枳壳、柴胡、白芥子、竹沥、姜汁。血用当归、赤芍、桃仁、红花、柴胡、官桂、香附、没药。如肝火作痛者，加黄连、龙胆草。如食积作痛者，加麦芽、砂仁。

头风有左右之分

头居一身之上，当风寒之冲，一有间隙，则风邪乘虚而入。如血虚而风邪乘之，则左边痛。如气虚而风邪乘之，则右边痛。脉浮滑者易治，短涩者难治。方以川芎茶调散为主，血虚加熟地、当归；气虚加黄芪、人参；有痰加半夏、南星；有热加黄芩、石膏；风盛加天麻、蔓荆子。其法以加减为君，本方为佐也。

川芎茶调散

川芎茶调散，荆（芥）薄（荷白）芷防（风）甘（草），（细）辛羌（活）八味药，头风痛可安。

都梁丸 治暴感风寒，头强项直，不能回顾之症。俗云失枕痛，皆可治也。

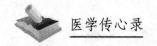

香白芷二两　研为细面，炼蜜为丸，如弹子大。每服一丸，细嚼，茶水或荆芥汤送下。

腰痛肾虚而或闪挫

腰者肾之府，一身之大关节也。如房劳过度则肾虚；闪挫则气逆；负重损伤则血凝；睡卧湿处则受寒湿，此皆为腰痛之因也。原其病形，各有分别。肾虚者，其痛悠悠不已，脉沉弦而大也。闪挫者，俯仰艰难，脉沉弦而实也。血凝者，痛如锥刺，日轻夜重也。湿热者，小便黄而大便溏，脉沉弦而细数也。寒湿者，遇天阴及久坐而作痛者是也。肾虚用当归、熟地、枸杞、牛膝、杜仲、茴香、知母、黄柏、续断、独活之类。闪挫用茴香、木香、川芎、官桂、砂仁、枳壳之类。血凝用归尾、桃仁、红花、苏木、乳香、没药、肉桂、元胡、独活之类。湿热用茯苓、白术、陈皮、防己、知母、防风、秦艽、羌活之类。寒湿用川芎、当归、桂枝、附子、杜仲、牛膝、白芷、苍术、独活之类。

腹痛寒气而或食停

中脘痛属太阴，脐腹痛属少阴，小腹痛属厥阴。绵绵痛而无增减者，寒也。时作时止者，热也。痛甚欲大便，便后痛减者，食积也。痛有常处而不移动者，死血也。痛时小便不利，得辛辣热物，痛暂止者，痰也。痛而腹中有块起，急以手按便不见，恶心清水出者，虫也。或先食热物，后食寒物，而作痛者，冷热不调也。又有真腹痛，痛时脐上青筋上贯于心者，死；人中黑者，危。脉细而迟者，吉，脉大而疾者，凶。治以平胃散加白芍为主。寒加干姜、附子、肉桂、吴茱萸之类；热加白芍、黄柏；痛甚加炒干姜；食积加槟榔、枳实、神曲、麦芽、山楂、莱菔子之类以消之，甚者加大黄、肉桂以下之；死血加归尾、桃仁、五灵脂、元胡索之类以活之，甚者加大黄、肉桂以下之；湿痰加南星、半夏、香附、茯苓、枳壳、木通之类；虫痛加使君子肉、苦楝根皮；冷热不调加芍药、桂枝、大黄。

凡腹痛连于胁痛，手足冷，脉伏匿者，多是饮食、痰饮填塞至阴，抑遏肝胆之气，宜用烧盐汤探吐。此木郁达之之法。

平胃散见 24 页

痿症不足与湿热

《内经·痿论》的记载大意是：肺热叶焦，即皮毛虚弱，急薄而生痿躄。心气热，则生脉痿，筋纵而不任地。肝气热，则为筋痿，而宗筋弛纵。脾气热，则为肉痿，

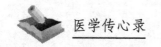

肌肉不仁。肾气热，则为骨痿，而足不任身。

痿症之因：或病后远行；或产后起早，或斩丧异常，立行房事，劳伤骨髓，以致两足痿软者甚多，治宜补精养血壮筋骨之剂。又必须戒绝房劳，庶获全愈，起痿固真丸主之。

如夏日湿热盛行，感其湿热之邪而成痿者，宜李东垣清燥汤。

一人嗜酒患痿。予谓酒者，湿热之物也，因酒成痿，予以清燥汤，良效。

起痿固真丸

人参一两　黄芪一两　当归二两　牛膝一两半　肉苁蓉二两,酒炙　熟地四两　川芎一两　杜仲二两　木瓜一两　鹿角胶四两,酒炙　虎骨二两,醋炙　茯苓二两　黄柏二两,酒炒　陈皮一两　盐知母二两　熟附子五钱　麦冬二两　五味子一两

共为细末，炼蜜为丸，桐子大。每服百丸，酒下。或作煎剂亦可。

清燥汤

清燥四君苍（术），陈（皮黄）芪（泽）泻麦（冬）当（归），升（麻）柴（胡黄）连（五）味（子）葛（根），（生）地（神）曲（黄）柏猪（苓）良。

痹症寒湿与风乘

《内经》曰："风、寒、湿三气杂至，合而为痹也。"风多则走注，寒多则掣痛，湿多则重著。痹者，犹闭也。风、寒、湿气侵入肌肤，流注经络，则津液为之不清，或变痰饮，或成瘀血，闭塞隧道，故作痛走注，或麻木不仁。宜用通经止痛汤。

一妇人怀孕二月，遍身疼痛，医者作痛风治，百药不效，将一月矣。绝粒数日，麻木愈甚，发喘几殆，脉乍大乍小，面乍红乍白，用左缠藤一两，河水二盅，煎服即瘥。

通经止痛汤

通经止痛汤，南（星）威（灵仙白）芷（黄）柏苍（术），（川）芎桃（仁）龙胆（草神）曲，防己桂（枝）红（花）羌（活）。

四种遗精心肾不能既济

遗精有四：有用心过度，心不摄肾失精者。有色慾太过，滑泄不禁者。有思欲不随，精气失位而出者。有久无欲事，精气满泄者，皆因心肾不接，水火不能既济，以致有此。

一仁刘氏曰：梦中交合而泄精者，谓之梦遗，此神

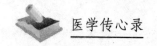

志不清也，二陈汤加人参、枳实、远志、茯神、酸枣仁、辰砂、砂仁。或随溲溺而出者，谓之精滑，此房事过多也，八珍汤加知母、黄柏、五味子、山茱萸、牡蛎、龙骨。

一少年游学，久无色欲，精出牵丝黏腻，虽不便溺，亦常有之。予曰：此名精滑，乃淫火动而精离。治宜清心滋肾健脾固脱，九龙丹治之而愈。

九龙丹

九龙丹九味，金樱（子山茱）萸枸杞，莲须芡（实）茯苓，石莲（子当）归熟地。

白鹿丸

白鹿治遗精，（鹿）角霜牡蛎均，生龙骨减半，酒糊作丸吞。

二陈汤见20页

八珍汤见18页中之歌诀。

五般黄疸湿热熏蒸而成

疸症有五，曰黄疸、黄汗、谷疸、酒疸、女劳疸，《金匮要略》论之详矣。丹溪曰："疸不必分其五，同是湿热，如盦曲相似。"利水为先，解毒次之，茵陈去疸汤主之。凡疸病腹满脐突、手足心黄、寸口无脉，皆不治也。

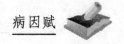

茵陈去疸汤

茵陈去疸汤，（黄）芩（黄）连栀子苍（术），猪苓青（皮）泽泻，龙胆（草）水煎尝。

眩晕者无痰不作

《灵枢》曰："脑为髓之海……髓海有余，则轻劲多力，自过其度。髓海不足，则脑转耳鸣，胫痠眩冒，目无所视，懈怠安卧。"丹溪曰："无痰则不作眩，痰因火动。"予考眩晕者，皆由房劳过度，精去髓空，凡经劳动则火气上炎，故头眩目暗而晕倒矣。治当大补其肾，六味地黄丸加鹿茸、牛膝。《内经》曰：滋苗必固其根，此治本之法也。若夫胸中有痰，以致头目眩晕，治以二陈汤为主。挟风加菊花、天麻、川芎、羌活；挟寒加附子、干姜；挟暑加香薷、扁豆、黄连；挟湿加苍术、白术、干姜。人有吐血太过，与夫崩产脱血而晕者，宜独参汤补之，乃血脱益气之法也。

六味地黄丸

六味地黄丸，丹皮山药煎，山萸（茯）苓泽泻，熟地蜜为丸。

二陈汤见 20 页

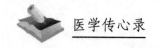

消渴者无火不生

消渴有三：上消者属肺，多饮而少食，大小便如常。中消者属胃，善饥多饮食，而小便黄赤。下消者属肾，小便浊淋如膏，烦渴引饮，耳轮焦黑，小便频数。能食者，必发痈疽背疮；不能食者，必传中满腹胀。大抵三消，皆因火热之气煎熬脏腑，消烁血液也，治以四物汤为主。上消加人参、五味、麦冬、花粉，煎成后兑入藕汁、人乳、生地汁，饮酒之人加生葛根汁。中消加石膏，以降胃火。下消加黄柏、知母、五味子，以滋肾水。

四物汤见 18 页

不寐者痰火旺而血少

不寐有三：有痰在心经，神不归舍，而不寐者，用温胆汤加酸枣仁、竹沥、姜汁。有病后虚弱而不寐者，六君子汤加黄芪、酸枣仁。有血少而不寐者，归脾汤。又，不寐者，胆虚寒也，炒枣仁研末、竹叶汤下。多睡者，胆实热也，生酸枣仁研末、姜茶汤下。

温胆汤
即二陈汤加竹茹、枳实，名温胆汤。

六君子汤见 16 页

归脾汤见 80 页

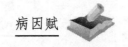

多睡者脾胃倦而神昏

脾胃倦，则怠惰嗜卧。神思短，则懒怯多眠，六君汤主之。

大便秘乃血液燥结

大便秘结者，乃津液少之故也。治当养血润肠，宜四物汤加麻仁、杏仁之类。切不可妄用芒硝、大黄、巴豆、牵牛峻下之剂，戕损真阴，败伤胃气，反致大害。若夫胃气先实，邪蓄肠内，则非下不可，而硝黄等药又当必用也。

润燥汤

润燥汤九味，桃（仁）红（花当）归二地，甘草共大黄，麻仁升麻剂。

小便闭乃气滞不行

东垣曰：小便不通，以渴与不渴而辨之，在气在血而治之。如渴而小便不利者，邪在上焦气分，宜清肺气，泻其火以资水之上源，清肺饮主之。如不渴而小便不利者，热在下焦血分，宜除其热邪，以滋膀胱肾水之下元也，通关丸主之。

一人小便不通，服诸药不效。予曰：膀胱者，州都

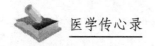

之官，津液藏焉，气化则能出矣。今秘而不通者，气之滞也。用大皂角炒焦研末，蜜丸，桐子大，白汤送下，七丸即愈。

清肺饮子

清肺饮猪（苓）泽（泻），木（通）车（前子）通（草）瞿麦，灯心蓄（茯）苓，煎调琥珀末。

通关丸——名滋肾丸

通关丸（知母）黄柏，各用二两（酒炙），肉桂只一钱，水送空心吃。

痔疾肠风湿热所致

一仁刘氏曰：痔疾者，湿热之气所主也。如树生菌物，必因湿热而生，治宜凉血宽气为主。予尝制一方，用条芩、黄连、秦艽、当归、生地、荆芥、防风、甘草、青皮、枳壳、槐角、白术，水煎服。外用冰片三厘，雄猪胆三分，番木鳖一个，井水浓磨药汁，敷之，即日奏效，治验颇多。

大便下血，清而色鲜者，名曰肠风；浊而色黑者，名曰脏毒。粪前来者近血，粪后来者远血，总用当归和血散。

当归和血散

当归和血散，川芎白术升（麻），槐（花）青（皮）

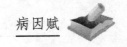

荆（芥穗）熟地，肠风病可轻。

乌梅丸

乌梅烧作炭，研末醋糊丸，空心米饮下，便血立能痊。

发斑瘾疹风热所乘

发斑者，皮肤之上有云头红片也。瘾疹者，皮肤之间有点，如蚤斑之状也，皆因风热所乘，犀角消毒饮治之。大便秘结者，防风通圣散主之。

犀角消毒饮

犀角消毒饮，牛蒡（子）与防风，荆芥同甘草，红斑顷刻空。

防风通圣散见47页

耳聋者肾虚之故

耳者，肾之窍也。肾气实则耳聪，肾气虚则耳聋，此大概言之也。其实手少阳三焦、足少阳胆二经之所过，故有气厥而聋；有挟风而聋；有劳伤而聋者，必因其症而治之。肾虚者，四物汤加枸杞、苁蓉、知母、黄柏、菖蒲、柴胡。气聋者，二陈汤加香附、木香、黄芩、龙胆草、柴胡、菖蒲。风聋者，九味羌活汤加柴胡、菖蒲。劳聋者补中益气汤加远志、菖蒲。

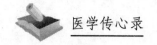

医学传心录

四物汤见18页

二陈汤见20页

九味羌活汤见42页

补中益气汤见43页

目疾者肝火之因

张子和曰："目者，肝之外候也。肝主目在五行属木。然木之为物，太茂则蔽密，太衰则枯瘁。蔽密则风不疏通，故多摧拉。枯瘁则液不浸润，故无荣华。"又曰："圣人虽言目得血而能视，然血亦有太过、不及也。太过，则目壅塞而发痛。不及，则目耗竭而失明。大抵年少之人多太过，年老（瘦弱）之人多不及。"大法实者泻之，虚者补之。治目用剂之法：敞风用防风、荆芥、羌活、白芷、蔓荆子、菊花、薄荷之类；清热用黄芩、黄连、栀子、黄柏、连翘、知母、胆草之类；养血用当归、川芎、白芍、生地、熟地、枸杞、夏竹草之类；理气用香附、枳壳、青皮、槟榔、白豆蔻、苍术、甘草之类；补气用人参、黄芪、白术之类；退翳用木贼、蒺藜、蝉蜕、蛇蜕之类；明目用密蒙花、谷精草、青葙子、草决明、羊肝、柴胡之类。

齿痛乃胃热虫蚀

齿者，肾之标，骨之余也。肾实则齿固，肾虚则齿豁。其齿痛症，非干肾也，乃阳明经热也，以清胃散治之。有气虚而痛者，补中益气汤加熟地、丹皮、茯苓、白芍。虫蚀者，用川椒、烧石灰为末，蜜丸，塞于洞孔中即愈。牙疳用五倍子烧灰，加龙骨末少许，擦之神效。

清胃散

清胃散用升麻（黄）连，当归生地牡丹（皮）全，或益石膏平胃热，口疮吐衄及牙宣。

玉女煎

生石膏三至五钱　熟地三钱至一两　麦冬二钱　知母一钱五分　牛膝一钱五分

水一盅半，煎七分服。

喉痹乃火动痰升

喉痹者，乃喉咽闭塞不通也。曰乳蛾，曰缠喉风，名虽不一，其因则火与痰也。脉浮而微者不治。用药之法：清热用黄连、元参、山豆根、灯心；解毒用射干、牛蒡子、甘草；消痰用贝母、花粉、茯苓、桔梗、枳壳；滋阴用白芍、生地、黄柏、知母、竹沥。

一少年值天气暴热，远行而归，忽咽喉闭塞不通，

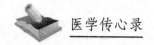

面热滚泪。予谓暴病属火，怪病属痰。以辰砂五分、白矾二钱，为末，冷水调下，顷刻而愈。又，治一痰证不语者，药下即语，亦此方也。

鼻塞者肺气之不利

鼻者，肺之窍。鼻塞有二症：鼻塞不闻香臭，或但遇寒月多塞，或略感风寒而塞者，是肺经素有火邪，火甚则喜热而恶见寒，故遇冬便塞，遇风便发也。若一时感风寒而鼻塞声重者，自作风寒治。大抵鼻之为病，除伤风鼻塞之外，皆由火热所致，俱用清热之药也。

辛夷散

辛夷散里藁（本）防风，白芷升麻与木通，（川）芎细（辛）甘草茶调服，鼻生瘜肉此方攻。

苍耳散

苍耳散中用薄荷，辛夷白芷四般和，葱茶调服疏肝肺，清升浊降鼻渊瘥。

口疮者脾火之游行

口者，脾之外候也。脾火上行，则口内生疮，泻黄散治之，黄连、干姜为末敷之。有虚火上炎，服凉药不愈者，理中汤从治之。心热则口苦，泻心汤治之。脾热则口甘，泻黄散治之。肺热则口辣，泻白散治之。肾热则口咸，滋肾丸治之。肝胆实热则口酸而苦，宜柴胡、龙胆草、青皮、黄芩之类。胃虚热则口淡，宜补中益气汤。唇燥裂生疮者，脾血不足也，宜归脾汤。

泻黄散

泻黄甘草与防风，石膏栀子藿香充，炒香蜜酒调和服，胃火口疮并见功。

泻白散

泻白（散）桑皮地骨皮，甘草粳米四般宜，（人）参茯（苓）知（母黄）芩皆可入，肺热喘嗽此方施。

滋肾丸（即通关丸）见 94 页

理中汤 见 38 页

泻心汤 见 38 页

补中益气汤 见 43 页

归脾汤 见 80 页

女人经水不调皆是气逆

丹溪论经水之大意是：经水者，阴血也。血为气之配，因气而行。经水来而成块者，气之凝也。将行而痛者，气之滞也。经后作痛者，气血俱虚也。色淡者，多痰亦虚吐也。错经妄行者，气之乱也。紫者，气之热也。黑者，热之甚也。凡经候不调者，悉以四物汤为主。

一仁刘氏用药法：补气用人参、白术、黄芪、甘草；

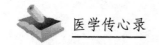

补血用当归、川芎、白芍、熟地、艾叶、阿胶、蒲黄炭；气滞用陈皮、香附、乌药、莪术、青皮、枳壳、砂仁；血滞用红花、桃仁、归尾、丹皮、牛膝；清热用柴胡、黄芩、知母、黄柏、黄连、生地；温经用干姜、附子、肉桂；定痛用砂仁、元胡；去痰用南星、半夏；止涩用赤石脂、伏龙肝。

四物汤 见 18 页

寡妇心烦潮热多是郁生

寡妇独阴无阳，多有抑郁之症，乍寒乍热，食减形瘦，宜用越鞠丸以开其郁，逍遥散以调其经。

越鞠丸 见 56 页

逍遥散

逍遥散用当归芍（药），柴（胡茯）苓（白）术（甘）草加薄荷，散郁调经功最捷，调经丹皮栀子合。

带下砂淋由于湿热

带下之状，如涕之稠黏，与男子遗精同也，治当清心补养为主。砂淋之状，如水之淡薄，与男子白浊同也，治当清热燥湿为主。

妇人无病单下白者，是湿热下注也。妇人久病，赤白并下，是气虚下陷，用归脾汤、补中益气汤治之。

一妇人年五十，患白沙淋，兼胸膈不宽。予必越鞠丸一料，二症痊愈。

越鞠丸见 56 页

归脾汤见 80 页

补中益气汤见 43 页

崩漏为损任冲

崩漏之病，为损于冲任之脉。盖冲脉为十二经之血海，任脉为生养之元气。因损此二脉，故血妄行。初起属实热，宜清热也。稍久属虚热，宜养血而清火也。日久属虚寒，宜温经而补血也。

清热：黄芩、黄连、黄柏、知母、生地、麦冬。

补血：当归、川芎、白芍药、熟地、艾叶、阿胶、蒲黄炭。

补气：人参、黄芪、甘草、白术。

调气：陈皮、香附、砂仁。

升阳：羌活、独活、防风、升麻、柴胡。

止涩：赤石脂、伏龙肝。

胎孕不安治有二理

安胎之法有二：有孕母有病，以致胎气不安者，但治母病，其胎自安。有胎气不安，以致孕母有病者，但

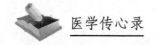

安胎气，其病自愈。

胶艾四物汤

漏血胶艾汤，川芎芍药当（归），地黄兼甘草，胎动即安康。

紫苏饮

子悬紫苏饮，（川）芎当（归）芍药陈（皮），腹皮（人）参甘草，胀满即时宁。

子淋散

子淋散麦冬，竹叶腹皮（赤）苓，灯心（木）通甘草，溺涩即时行。

羚羊角散

子痫饮羚羊，（川）芎当（归）薏（米）茯（神木）香，酸（枣仁）防（风）甘（草）独（活）杏（仁），五加皮生姜。

竹叶汤

子烦饮茯苓，防风与麦冬，黄芩同竹叶，瘛瘲即安宁。

茯苓汤

子肿饮甘（草茯）苓，（川）芎（当）归（白）芍（熟）地（黄）芩，麦冬栀（子）厚（朴）泽（泻），白术水煎吞。

李氏天仙藤散

子气用天仙（藤），陈皮香附煎，紫苏与乌药，木瓜（甘）草姜煎。

一妇人，有孕二月患恶阻，予用二陈汤加当归、白芍、黄连、白术、竹茹、乌梅即愈。

一妇人，有孕三月患心痛，予用食盐一钱（炒赤）、大枣十四枚（炒黑）研末，酒下即愈。

附：保产无忧汤

《傅氏女科·产后篇》补集载有：未产能安，临产能催。偶伤胎气，腰疼腹痛，甚至见红不止，势欲小产，危急之际，一服即愈，再服全安，临产时横生逆下，服之奇效。

当归　川芎　菟丝子各钱半　厚朴酒浸　酒芍各二钱　枳壳　羌活各八分　贝母　芥穗　黄芪各一钱　艾叶　炙草各五分

鲜姜引。

乐天按：二十五年前，余爱人怀孕三月，肩荷重物，雨路滑跌，伤胎，腹痛难忍，翻滚床上。予以此方按原分量服之，片时即安，两剂痊愈。

河北省沧县专区医院邹书香大夫，世传妇科，对胎前产后产中等疑难大症，经验丰富。其数世家传经验，

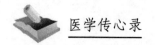

当横生逆产胎儿先露手足者，急以此方予之，片刻则胎儿手足自然收回。然后再服催生方剂，无不子母两全，故此方以名子母两全汤。

产后发热原有七因

一仁刘氏曰：产后发热原因有七：有去血过多而发热者；有恶露不行而发热者；有感冒风寒而发热者；有过伤饮食而发热者；有蒸乳而发热者；有乳膨而发热者；有早起蓐劳而发热者。必询问其因，诊切其脉。如去血过多者，六脉必虚，宜益气养营汤。恶露不行者，腹中必痛，宜黑神散。感冒风寒者，必兼头痛，宜五积散。过伤饮食者，胸膈不宽，宜消食饮。蒸乳发热者，乳汁不通，宜通乳汤。乳膨发热者，无人饮乳，用炒麦芽五钱研末，米饮送下。起早蓐劳者，腰胯作痛，宜猪肾饮。大抵产后用药，必须温暖，使恶露疏通，大补气血为主，虽有他症，以末治之。

益气养营汤

益气养营汤，（人）参（黄）芪白术当（归），芍（药川）芎陈（皮）熟地，甘草茯苓帮。

黑神散

黑神散（熟）地黄，蒲黄炒黑姜，赤芍（当）归尾（肉）桂，炙草（黑）豆炒香。

五积散

五积陈（皮）苍（术白）芷，麻黄（桔）梗茯苓，桂枝（干）姜半夏，枳（壳厚）朴芍（药）当（归川）芎。

消食饮

消食饮山楂，青陈（皮神）曲麦芽，（苍）术（茯）苓甘（草）枳实，厚朴与（木）香砂（仁）。

通乳汤

通乳汤通草，猪蹄（川）芎甘草，山甲一同煎，服下涓涓到。

猪肾饮 又名石子汤

蓐劳猪肾饮，白芍与当归，粳米香豉入，葱白也相随。